Soins infirmiers en périnatalité

3e édition

CAHIER D'APPRENTISSAGE

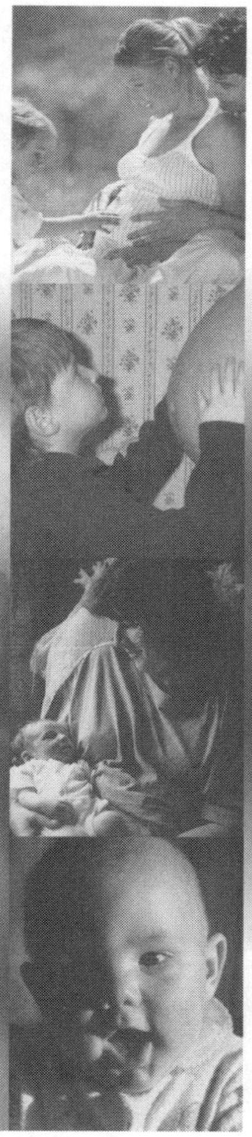

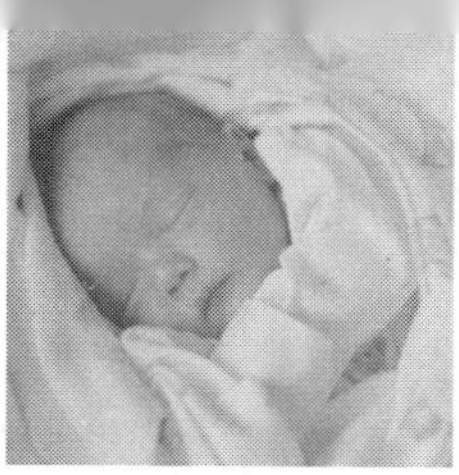

Soins infirmiers en périnatalité

3e édition

CAHIER D'APPRENTISSAGE

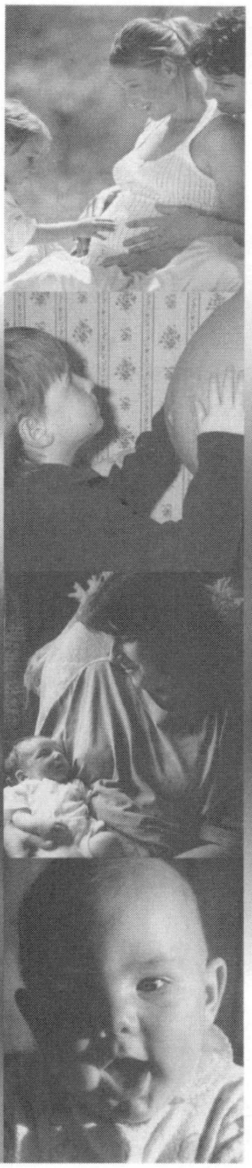

Marcia L. London
Patricia W. Ladewig
Sally B. Olds

Adaptation française :
Francine Benoit • Manon Bernard
Pauline Roy • France Tanguay

ÉDITIONS DU RENOUVEAU PÉDAGOGIQUE INC.

5757, RUE CYPIHOT, SAINT-LAURENT (QUÉBEC) H4S 1R3
TÉLÉPHONE : (514) 334-2690 TÉLÉCOPIEUR : (514) 334-4720
COURRIEL : erpidlm@erpi.com www.erpi.com

Supervision éditoriale : **Sylvie Chapleau**
Traduction : **Sylvie Dupont**
Révision linguistique : **Suzanne Marquis**
Correction d'épreuves : **André Duchemin**
Supervision de la production : **Muriel Normand**
Conception et réalisation graphique : **Alain Lapointe**
Couverture : ERPI

Dans cet ouvrage, les termes désignant les professionnels de la santé ont valeur de générique et s'appliquent aux personnes des deux sexes.

Les auteurs et l'éditeur se sont assurés que la posologie des médicaments est exacte et respecte les recommandations et les pratiques en vigueur au moment de la publication de ce cahier. Cependant, étant donné l'évolution constante des recherches, des modifications dans les traitements et l'utilisation des médicaments deviennent nécessaires. Nous vous prions de vérifier l'étiquette-fiche de chaque médicament et les instructions de chaque appareil avant de procéder à une intervention. Cela est particulièrement important dans le cas de nouveaux médicaments, de médicaments peu utilisés et de techniques peu courantes. Les auteurs et l'éditeur déclinent toute responsabilité pour les pertes, les lésions ou les dommages entraînés, directement ou indirectement, par la mise en application de l'information contenue dans ce manuel.

Dépôt légal: 3e trimestre 2003
Bibliothèque nationale du Québec
Bibliothèque nationale du Canada

Imprimé au Canada

ISBN 978-2-7613-1443-5 34567890 II 098
20283 OF10

Préface

LES INFIRMIÈRES EN PÉRINATALITÉ doivent maîtriser un ensemble de connaissances complexes et spécialisées sur les besoins des familles qui vivent une grossesse, que celle-ci soit normale ou à risque. Or, ces dernières années, en raison des avancées de la technologie et des épineuses questions éthiques qu'elles soulèvent, cet ensemble de connaissances s'est rapidement étendu, alors que le temps consacré à son enseignement, lui, a diminué.

Ce cahier d'apprentissage vise à soutenir votre effort en vous offrant un outil concis et à jour pour réviser le contenu théorique du cours de soins infirmiers en périnatalité et pour vous exercer à appliquer la pensée critique tant en milieu hospitalier que dans la communauté. On y explore également certains sujets connexes relatifs à la santé des femmes.

Ce cahier d'apprentissage a été conçu pour être utilisé avec le manuel *Soins infirmiers en périnatalité,* 3e édition, de Ladewig, London, Moberly et Olds, et les sujets y sont présentés dans le même ordre, bien que nous ayons fusionné certains chapitres. Nous indiquons au début de chaque chapitre les chapitres correspondants du manuel. Ajoutons que ce cahier d'apprentissage peut convenir à tous les genres de programmes de soins infirmiers : il vous sera utile aussi bien si vous commencez un cours de spécialisation que si vous suivez un cours de recyclage. Vous y trouverez votre compte même si vous travaillez en milieu clinique, en particulier en ce qui concerne l'évaluation et la prise de décisions cliniques critiques.

Caractéristiques de ce cahier

La grossesse, l'accouchement et le post-partum s'étendent sur plusieurs mois, mais la plupart des femmes ne passent que deux ou trois jours dans un établissement de soins de courte durée – si toutefois elles y vont. Par essence, les soins infirmiers en périnatalité sont donc communautaires, d'autant plus qu'avec l'intégration des soins, les femmes qui vivent une grossesse à risque élevé reçoivent plus de soins chez elles et dans leur communauté, et passent moins de temps en milieu hospitalier. La prestation de soins infirmiers dans la communauté est devenue un élément moteur du système de soins de santé ; c'est pourquoi nous avons préparé des questions sur ce type de soins.

Parce que nous sommes convaincues que l'acquisition d'un solide jugement clinique repose à la fois sur les connaissances théoriques, la recherche et l'expérience pratique, la majorité des exercices de ce cahier se fondent sur des situations cliniques. Pour rendre compte de la grande diversité culturelle de notre population, bon nombre de ces situations mettent en scène des familles provenant de divers groupes ethniques. Nous insistons également sur l'application et la synthèse d'un savoir clinique de plus en plus étendu et axé sur la pratique fondée sur des données probantes des soins infirmiers en périnatalité.

L'apprentissage actif étant le plus efficace, nous proposons des exercices de pensée critique sous forme de scénarios qui vous aideront à perfectionner vos habiletés en matière de prise de décision et d'établissement des priorités. Dans les exercices intitulés *Pensée critique au défi,* vous devez établir l'ordre de priorité des interventions infirmières. Par ailleurs, certains chapitres, qui traitent de cas normaux ou de complications, comportent des exercices intitulés *Pensée critique en action :* ils décrivent des situations cliniques réalistes et vous guident dans le processus de résolution de problème.

Toutes les réponses sont regroupées à la fin du cahier (p. 81-100). Certaines questions sont factuelles ; vous êtes alors invitée à vous reporter au manuel pour trouver les réponses. D'autres questions font appel au jugement clinique et à la prise de décision ; les réponses que nous proposons se fondent alors sur nos connaissances, notre expérience et notre pratique clinique.

Table des matières

Les soins infirmiers en périnatalité

chapitre **1**

Ce chapitre présente une initiation aux rôles et aux responsabilités actuels des infirmières en périnatalité. Il souligne aussi l'importance de la pratique fondée sur des données probantes dans la prestation de soins efficaces. Ce chapitre correspond au chapitre 1 de *Soins infirmiers en périnatalité.*

Rôles infirmiers

1. Les infirmières en périnatalité assument diverses responsabilités auprès des familles qui vivent une grossesse. Définissez chacun des titres suivants en précisant le niveau de formation et les responsabilités qui s'y rapportent.

a) Infirmière.

b) Infirmière bachelière.

c) Infirmière praticienne.

d) Infirmière clinicienne spécialiste.

Soins infirmiers communautaires

2. Les trois visées des soins primaires sont ____________________, ____________________ et ____________________.

3. Nommez deux des objectifs des soins à domicile.

a) ______________________________ b) ______________________________

Pratique fondée sur des données probantes

4. Définissez brièvement la *pratique fondée sur des données probantes.*

5. La pratique fondée sur des données probantes repose notamment sur les statistiques descriptives. Définissez les termes statistiques suivants :

a) Taux de natalité.

b) Taux de mortalité infantile.

c) Taux de mortalité néonatale.

d) Taux de mortalité maternelle.

L'anatomie et la physiologie de la reproduction

chapitre 2

Ce chapitre décrit l'anatomie et la physiologie de l'appareil génital de la femme et de l'homme, ainsi que le cycle menstruel – des notions fondamentales dans la prestation des soins infirmiers en périnatalité. Ce chapitre correspond au chapitre 2 de *Soins infirmiers en périnatalité.*

Appareil génital de la femme

Associez les structures génitales externes à leurs fonctions ou caractéristiques pendant la grossesse.

1. ______	Mont de Vénus	a) Logent une grande quantité de glandes sébacées qui lubrifient la vulve et sécrètent des substances bactéricides.
2. ______	Clitoris	b) Sécrète le smegma, dont l'odeur peut être sexuellement stimulante.
3. ______	Petites lèvres	c) Protège les os du bassin, notamment pendant le coït.
4. ______	Noyau fibreux central du périnée	d) Produisent des sécrétions qui lubrifient le vestibule vaginal, ce qui facilite la pénétration.
5. ______	Glandes de Skene (glandes para-urétrales)	e) Sécrètent un mucus translucide et visqueux qui améliore la viabilité et la motilité des spermatozoïdes.
6. ______	Glandes de Bartholin (glandes vulvovaginales)	f) Siège de l'épisiotomie et des déchirures.

7. Expliquez brièvement les fonctions du vagin.

8. Identifiez les structures utérines désignées dans la figure 2-1.

Figure 2-1
Anatomie de l'utérus.

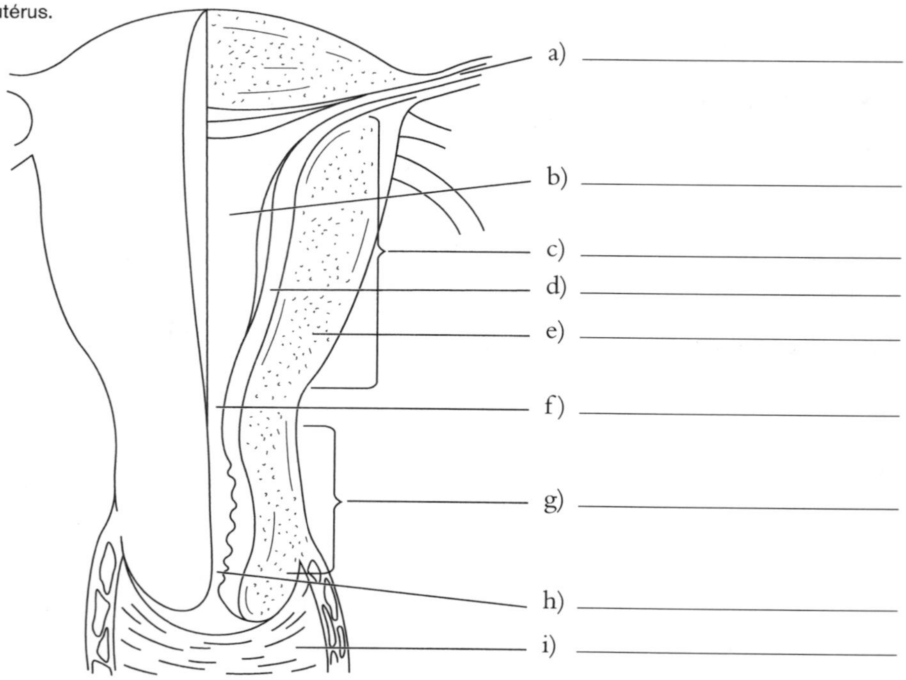

9. Décrivez brièvement les fonctions de l'endomètre.

10. Indiquez les trois fonctions de la glaire cervicale :

a)

b)

c)

11. Dans une clinique, des adolescentes attendent pour passer un test de grossesse. L'une d'elles s'informe sur les infections auprès de l'infirmière. Celle-ci lui explique que certaines fonctions physiologiques protègent l'appareil reproducteur de la femme contre l'infection. Lesquelles des fonctions suivantes remplissent ce rôle ?

a) Un pH alcalin et le smegma sécrété par le clitoris.

b) Un pH acide et l'action bactériostatique de la glaire cervicale.

c) Un pH neutre (7,5) et l'action bactériostatique des sécrétions des petites lèvres.

d) Un pH de 4 à 5 et les sécrétions des glandes de Skene.

12. Identifiez les os et les ligaments de soutien du bassin désignés dans la figure 2-2.

Articulation sacro-iliaque droite

Coccyx

Ligament sacro-épineux

Ligament sacro-iliaque

Ligament sacrotubéral

Os iliaque gauche

Sacrum

Symphyse pubienne

Figure 2-2
Os du bassin avec les ligaments de soutien.

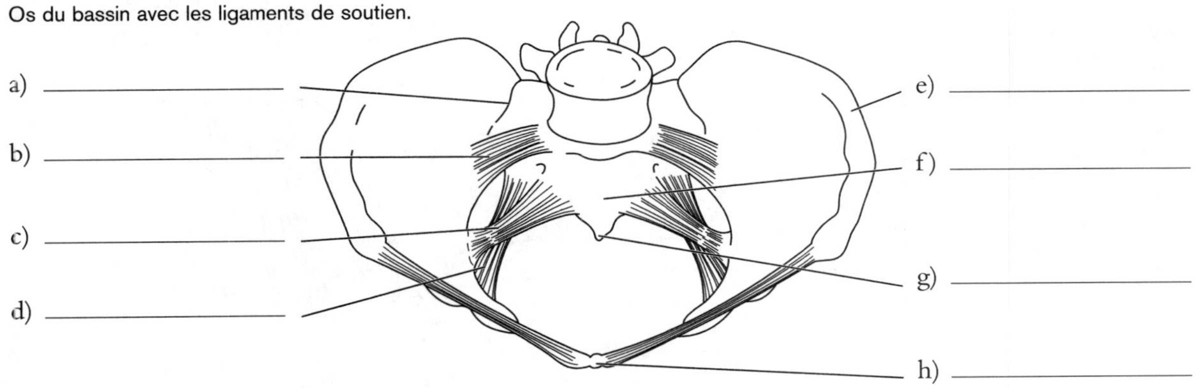

13. Situez chacune des structures suivantes et expliquez brièvement son importance durant l'accouchement.

a) Grand bassin.

b) Petit bassin.

c) Détroit supérieur.

d) Détroit inférieur.

14. Identifiez le grand bassin, le petit bassin, le détroit supérieur et le détroit inférieur dans la figure 2-3.

Figure 2-3
Divisions du bassin.

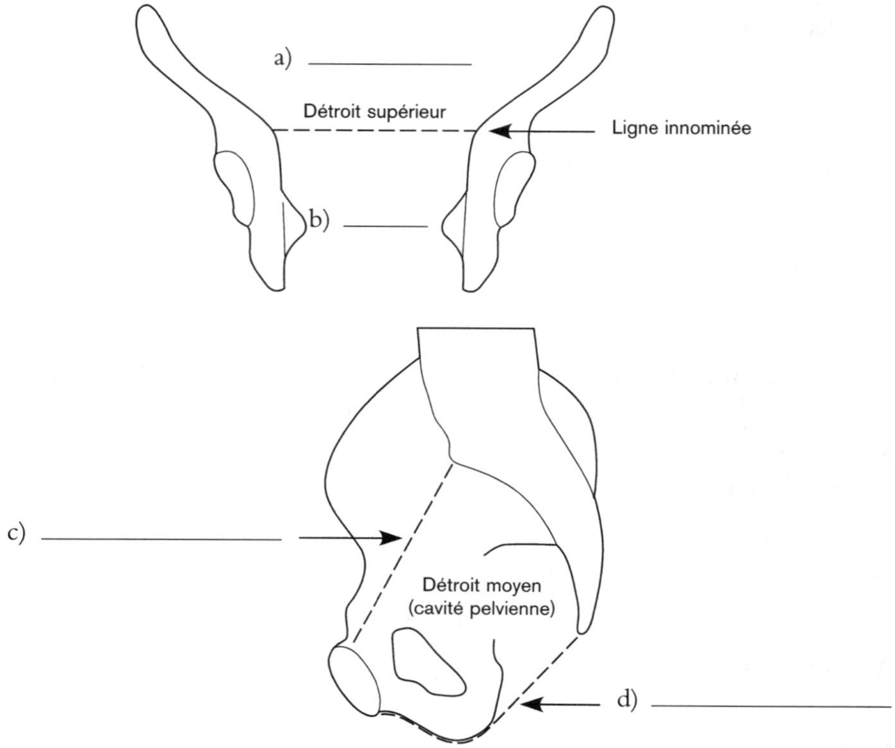

15. Identifiez les structures du sein désignées dans la figure 2-4.

Figure 2-4
Anatomie du sein : coupe sagittale.

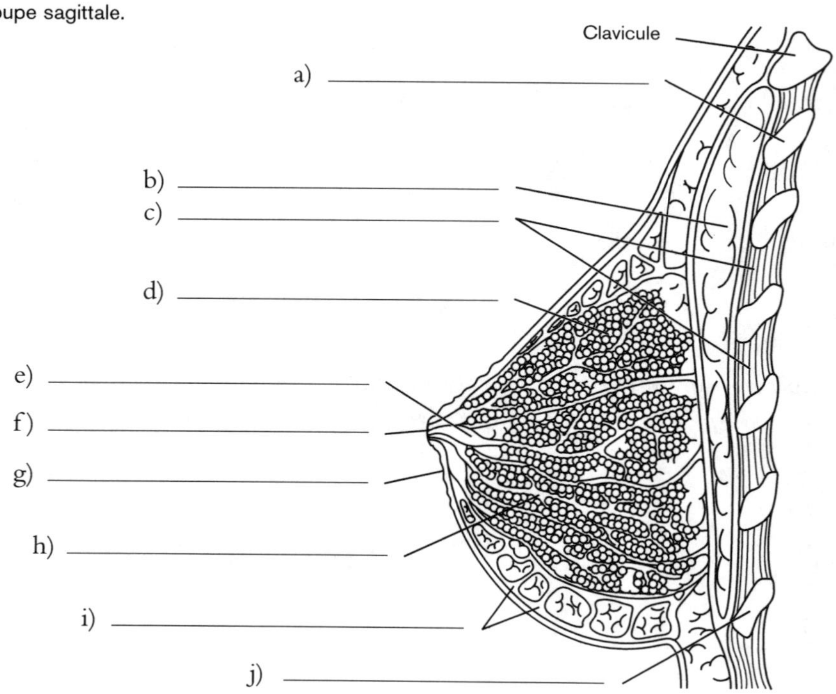

Cycle reproducteur de la femme (CRF)

16. Identifiez les éléments du cycle menstruel désignés dans la figure 2-5.

Menstruation	Phase sécrétoire	Phase folliculaire	Œstrogène
Phase proliférative	Phase ischémique	Phase lutéale	Progestérone

Figure 2-5
Cycle reproducteur de la femme : relations entre les hormones, les quatre phases du cycle menstruel et les deux phases du cycle ovarien dans un cycle de 28 jours.

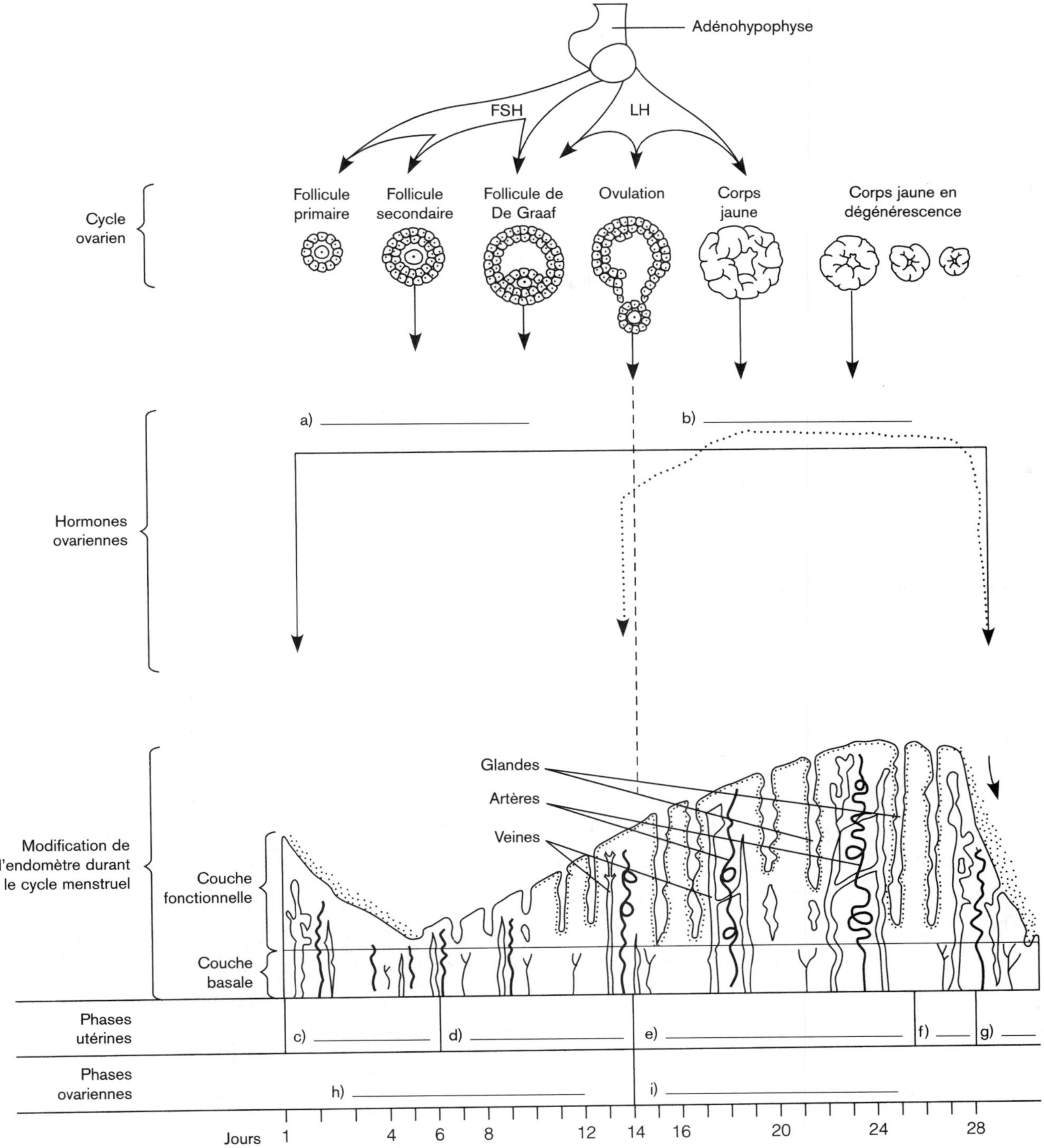

17. Les hormones suivantes jouent un rôle dans l'ovulation et la menstruation. Indiquez la source et les principales fonctions de chacune.

Hormone	Source	Fonction(s)
Œstrogène		
Progestérone		
Folliculostimuline (FSH)		
Hormone lutéinisante (LH)		
Prostaglandines (PGE et $PGF2_{2\alpha}$)		

18. Une adolescente demande à l'infirmière scolaire quelle est l'hormone responsable de l'ovulation. L'infirmière lui répond que l'ovulation survient environ 18 heures après que ____________________ a atteint sa concentration maximale.

a) l'œstrogène
b) la folliculostimuline (FSH)
c) l'hormone lutéinisante (LH)
d) la progestérone

19. Décrivez le processus de l'ovulation et les changements connexes touchant le follicule ovarien.

20. Décrivez brièvement les changements que subissent chacun des éléments suivants au cours des diverses phases du cycle menstruel.

a) Endomètre.
b) Muqueuse cervicale.

Appareil génital de l'homme

21. Ce texte décrit l'appareil génital de l'homme. Complétez-le en utilisant les termes suivants :

canal déférent	cellules de Leydig	glandes bulbo-urétrales (de Cowper)	prostate	vésicules séminales
canal éjaculatoire	cellules de Sertoli	liquide séminal (sperme)	testicules	
canalicules séminifères	épididymes	pénis	rete testis	

Les organes génitaux visibles de l'homme sont le (a) ____________________ et le scrotum. Le scrotum, qui a surtout une fonction de protection, contient les (b) ____________________, le (c) ____________________ et les (d) ____________________ : les organes génitaux internes de l'homme.

Chaque (e) ____________________ produit de la testostérone par l'intermédiaire des (f) ____________________, qui logent les spermatozoïdes immatures. Les spermatozoïdes en voie de maturation séjournent dans les (g) ____________________, où ils sont stockés une fois parvenus à maturation. Les canalicules séminifères contiennent les (h) ____________________, qui nourrissent et protègent les spermatocytes. Les (i) ____________________ sécrètent un liquide riche en fructose et en prostaglandines qui nourrit les spermatozoïdes et accroît leur motilité. Le canal déférent se dilate alors pour former une ampoule, puis s'unit au col d'une vésicule séminale pour former le (j) ____________________, lequel entre dans la prostate et se termine dans l'urètre prostatique. La (k) ____________________ sécrète un liquide clair et alcalin, contenant du calcium et d'autres substances qui neutralisent l'acidité des sécrétions des canaux éjaculatoires et des vésicules séminales. La prostate sécrète des substances qui entrent dans la composition du (l) ____________________. Les (m) ____________________ sécrètent un liquide visqueux et alcalin, riche en mucoprotéines, qui neutralise l'acidité de l'urètre de l'homme et du vagin.

La conception, le développement fœtal et les problèmes de procréation

chapitre 3

La conception et le développement d'un nouvel être humain sont une source inépuisable d'étonnement et de fascination. Ce chapitre traite de la conception et de l'implantation, du fonctionnement placentaire et du développement fœtal (notamment en regard des effets de la médication maternelle), ainsi que des problèmes d'infertilité et des anomalies génétiques qui peuvent empêcher certains couples d'engendrer un enfant. Ce chapitre correspond aux chapitres 3 et 5 de *Soins infirmiers en périnatalité.*

Division cellulaire

1. Expliquez brièvement la différence entre la mitose et la méiose.

2. C'est (a) ________________ heures après l'ovulation et (b) ________________ heures après l'éjaculation que la fécondation est le plus susceptible de se produire.

3. Décrivez brièvement le processus de la fécondation.

4. Décrivez les deux transformations que doit subir le spermatozoïde pour pouvoir féconder l'ovule.

a)

b)

5. Une cliente qui attend des jumeaux vous dit que sa mère était une jumelle, que deux de ses sœurs ont eu des jumeaux et que plusieurs de ses cousins et cousines soit sont eux-mêmes des jumeaux ou en ont mis au monde. Compte tenu de la prédisposition génétique familiale à la gémellité, il y a de bonnes chances que cette cliente mette au monde :

a) des jumeaux dizygotes.

b) des jumeaux monozygotes.

c) des vrais jumeaux.

d) des jumeaux non zygotes.

Multiplication cellulaire et implantation

Le zygote se développe continuellement tandis qu'il voyage de la trompe de Fallope jusqu'à son siège d'implantation dans l'utérus. Associez chacun des termes de la colonne de gauche à la définition correspondante dans la colonne de droite.

6. Segmentation	a) Période de divisions cellulaires rapides.
7. Blastomère	b) Couche cellulaire externe qui remplace la zone pellucide.
8. Morula	c) Petite masse de cellules retenues ensemble par la zone pellucide.
9. Blastocyste	d) Boule de 12 à 16 cellules.
10. Trophoblaste	e) Masse cellulaire interne où s'est formée une cavité.

Membranes embryonnaires et liquide amniotique

11. Au moment de l'implantation, deux membranes embryonnaires commencent à se former : le (a) ______________________ et l'(b) ______________________.

12. Décrivez le liquide amniotique normal (quantités et composition).

13. Identifiez les éléments désignés dans la figure 3-1.

Figure 3-1
Développement de certaines structures embryonnaires à huit semaines de grossesse environ.

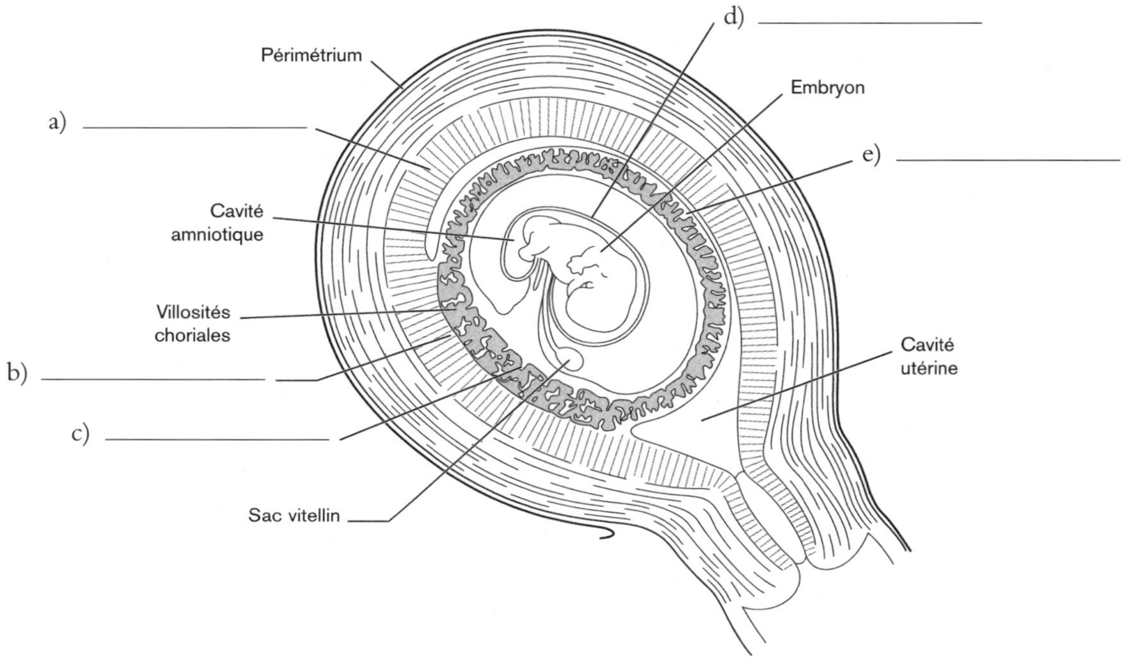

14. Énumérez quatre fonctions du liquide amniotique.

a)

b)

c)

d)

Développement et fonctions du placenta

15. Décrivez les parties maternelle et fœtale du placenta (apparence et structures).

16. Nommez trois fonctions importantes du placenta.

a)

b)

c)

17. Nommez les quatre principales hormones placentaires en précisant la fonction de chacune durant la grossesse.

Hormone	**Fonction**
a)	
b)	
c)	
d)	

18. Décrivez les deux stades du développement humain dans l'utérus.

a) Stade embryonnaire.

b) Stade fœtal.

Circulation fœtale

19. Le pédicule embryonnaire, qui relie l'embryon au sac vitellin, deviendra le cordon ombilical. Le cordon se compose de (a) ________________ veine(s), de (b) ________________ artère(s) ainsi que d'un tissu conjonctif spécialisé appelé (c) ________________, dont la fonction est de (d) ________________.

20. Identifiez les structures désignées dans la figure 3-2 et indiquez avec des flèches la direction normale de la circulation fœtale.

Artères ombilicales	Canal veineux d'Arantius	Veine cave inférieure
Canal artériel	Foramen ovale	Veine ombilicale

Figure 3-2
Circulation fœtale.

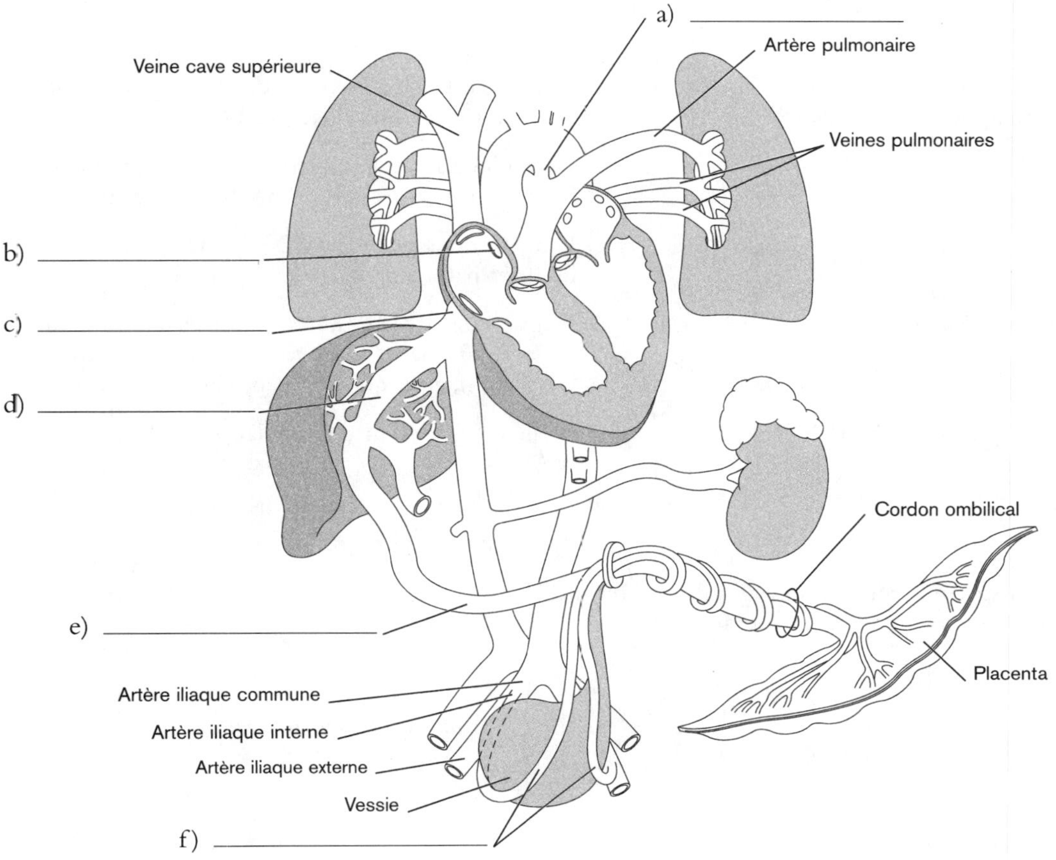

Développement fœtal

21. Vous prenez part à une rencontre prénatale. Que devriez-vous répondre à Élisabeth, une primigeste de 22 ans enceinte de 14 semaines, qui vous pose les questions suivantes :

a) « Quand mon bébé aura-t-il vraiment l'air d'un bébé ? »

b) « Combien mesure mon bébé en ce moment ? Combien pèse-t-il ? »

c) « Quand vais-je sentir mon bébé bouger ? »

d) « Quand le cœur de mon bébé va-t-il commencer à battre ? »

e) « Quand pourra-t-on connaître le sexe de mon bébé ? »

f) « Mon bébé peut-il ouvrir les yeux ? »

Infertilité

Associez chacun des tests de la colonne de gauche à la description ou à l'objectif correspondant dans la colonne de droite.

22. Examens de la glaire cervicale (cristallisation en feuille de fougère, filance)

23. Biopsie de l'endomètre

24. Test postcoïtal (test de Hühner)

25. Hystérosalpingographie (HSG)

26. Dosage des gonadotrophines (FSH, LH)

27. Dosage de la progestérone

a) Détectent les changements de la glaire cervicale dus à la variation du taux d'œstrogène.

b) Examen de la cavité utérine et des trompes après instillation par le col d'un produit de contraste.

c) Examen de la glaire cervicale pour évaluer la motilité des spermatozoïdes.

d) Examen de la paroi utérine pour évaluer les effets de la progestérone sécrétée par le corps jaune après l'ovulation, ainsi que la réceptivité de l'endomètre.

e) Meilleur indicateur de l'ovulation et de la fonction lutéale.

f) Meilleur indicateur du développement folliculaire et de la fonction ovarienne.

28. Quelle est l'utilité du spermogramme dans un bilan de fertilité ? Comment prélève-t-on l'échantillon ? Quels sont les résultats normaux du spermogramme ?

L'échantillon de sperme qui présente moins de ________________ millions de spermatozoïdes par millilitre indique une infertilité probable.

29. Décrivez brièvement les techniques de reproduction assistée suivantes:

a) Insémination thérapeutique.

b) Fécondation in vitro (FIV).

c) Transfert intratubaire des gamètes (GIFT).

d) Transfert d'embryons dans la trompe (TET).

30. Vous êtes infirmière dans une clinique d'infertilité et, à ce titre, vous devez coordonner les soins aux couples, leur dispenser une information et un enseignement continus, et évaluer leur état psychosocial. Diane Lemieux, 37 ans, a subi de nombreux traitements pour son infertilité, mais tous ont échoué. Un jour, elle vous dit: « Nous voulions tellement avoir des enfants, mon mari et moi… C'était si important pour nous. Et maintenant, à cause de moi, parce que je suis stérile, tous nos rêves s'écroulent. J'ai l'impression d'être une ratée, en tant que femme et en tant qu'épouse. » Quel diagnostic infirmier pourriez-vous formuler à partir de ces données?

Anomalies génétiques

31. Le mari de votre cliente, qui a été adopté alors qu'il était bébé, vient de recevoir un diagnostic de chorée de Huntington. Votre cliente vous demande quels sont les risques qu'il ait transmis la maladie à l'un ou l'autre de leurs enfants – une fille et un garçon. Justifiez votre réponse en dessinant l'arbre généalogique illustrant le mode de transmission de la chorée de Huntington.

32. Dessinez l'arbre généalogique de votre famille en remontant si possible jusqu'à vos grands-parents. Y a-t-il dans votre famille des maladies que votre parenté considère comme héréditaires? N'oubliez pas d'inclure l'hypertension artérielle, l'obésité et le diabète. Si vous n'avez pas l'habitude de dresser des arbres généalogiques, consultez un manuel sur l'examen clinique.

33. Test de mémoire: Que signifient les abréviations suivantes?

a) LA.

b) TB.

c) hCG.

d) hCS.

e) hMG.

f) hPL.

La santé des femmes et les soins infirmiers

chapitre 4

Les besoins des femmes en matière de soins de santé évoluent tout au long de leur vie sous l'influence de l'âge et de divers autres facteurs – antécédents familiaux, activités sexuelles, méthodes contraceptives, grossesses et problèmes médicaux divers. Ce chapitre correspond au chapitre 4 de *Soins infirmiers en périnatalité.*

Soins infirmiers communautaires

1. Expliquez brièvement le concept de *santé des femmes.*

Associez chacun des termes de la colonne de gauche à la définition correspondante (colonne de droite).

2. _____ Aménorrhée	a) Cycle menstruel anormalement court.
3. _____ Hypoménorrhée	b) Absence de menstruation.
4. _____ Ménorragie	c) Écoulement menstruel excessif.
5. _____ Dysménorrhée	d) Saignements intermenstruels.
6. _____ Hyperménorrhée	e) Menstruations douloureuses.
7. _____ Métrorragie	f) Cycle menstruel anormalement court.

8. Résumez ce que vous savez du syndrome prémenstruel (SPM) : étiologie, signes et symptômes, traitement et enseignement à la cliente sur les autosoins adéquats.

Méthodes contraceptives

Associez chacune des méthodes contraceptives de la colonne de gauche au mécanisme d'action correspondant (colonne de droite).

9. _____ Condom	a) Empêche l'ovulation.
10. _____ Implants Norplant	b) Empêche le sperme de se rendre à l'ovule.
11. _____ Diaphragme	
12. _____ Depo-Provera	
13. _____ Contraceptif oral	

Dépistage gynécologique

14. Quelles sont les trois composantes d'un examen pelvien ?

a)

c)

b)

Ménopause

15. Marie Boismenu, 50 ans, fréquente depuis sept ans la clinique où vous travaillez. L'an dernier, elle vous avait signalé que ses menstruations devenaient moins régulières. Aujourd'hui, pendant son examen pelvien annuel, elle vous dit que ses menstruations sont de plus en plus irrégulières, et qu'elle n'a pas été menstruée depuis environ trois mois. De plus, elle présente les troubles suivants : insomnie, sensations de chaleur à la poitrine, au cou et au visage, augmentation de la transpiration et palpitations. Manifestement, Marie Boismenu est entrée dans sa ménopause. Que lui conseillez-vous en matière d'autosoins ?

16. Pensée critique au défi : Anna Swenson, 52 ans, passe son examen annuel. L'anamnèse révèle que cette femme mince d'origine suédoise est ménopausée depuis l'âge de 46 ans ; elle ne boit pas d'alcool, mais fume une quinzaine de cigarettes par jour. Elle a deux enfants.

Anna Swenson présente-t-elle un risque élevé d'ostéoporose ?

Oui Non

Expliquez votre réponse.

Violence envers les femmes

17. La violence envers la conjointe est si commune que de nombreux experts recommandent le dépistage universel de toutes les femmes qui consultent un professionnel de la santé. Quelles sont les trois questions à poser à une cliente qui n'est pas enceinte pour dépister un éventuel problème de violence ?

a)

c)

b)

Maladies du sein

18. Votre cliente, qui souffre de mastose sclérokystique, se plaint de douleur, de tension et d'œdème cycliques, et vous demande ce qu'elle pourrait faire pour atténuer ces symptômes. Que lui conseillez-vous ?

Troubles gynécologiques

19. Les trois symptômes les plus courants de l'endométriose sont

a) ______________________, b) ______________________, c) ______________________.

Pour chacune des MTS de la colonne de gauche, indiquez l'antibiotique de prédilection (colonne de droite) pour traiter une femme qui n'est pas enceinte.

20. _____ Chlamydia	a) Benzathine pénicilline G.
21. _____ Gonorrhée	b) Butoconazole.
22. _____ Syphilis	c) Ceftriaxone.
23. _____ Vulvovaginite candidosique	d) Doxycycline.

24. Pensée critique en action: Vous êtes infirmière dans un centre de santé pour femmes, où vous êtes chargée de faire les entrevues initiales, de recueillir les données sur le motif de la consultation; vous dispensez aussi de l'enseignement, mais ne faites pas d'examens pelviens. Karine Beauregard, une cliente de la clinique, vous dit être venue aujourd'hui à cause d'un prurit vulvaire et vaginal intense: «Ça pique tellement que je me suis grattée au sang, ce qui empiré les choses», explique Karine. Elle ajoute qu'il s'agit de sa première infection vaginale et qu'elle n'a pas fait l'amour depuis trois mois. Elle dit n'avoir aucun symptôme d'infection des voies urinaires, mais elle se plaint d'une sensation de brûlure lorsque l'urine entre en contact avec la peau excoriée.

ANALYSE

Un prurit intense est souvent associé à une levurose, mais il peut aussi accompagner une vaginose bactérienne ou même une trichomonase.

INTERVENTIONS

OBSERVATIONS

Karine dit qu'elle a eu récemment une infection streptococcique à la gorge, et qu'elle vient de finir un traitement par pénicilline de 10 jours. Elle décrit un écoulement vaginal blanc et caséeux «comme du fromage cottage».

ANALYSE

INTERVENTIONS

Vous dites à Karine:

INTERVENTIONS

Après avoir parlé à Karine, que signalez-vous à l'infirmière praticienne qui doit l'examiner?

OBSERVATIONS

L'infirmière praticienne fait une préparation humide et vous dit qu'elle a vu des hyphes et des spores sur la lame.

ANALYSE

Votre analyse du problème de Karine était-elle juste?

25. Comparez la cystite et la pyélonéphrite.

	Cystite	**Pyélonéphrite**
Signes et symptômes		
Traitement		
Interventions infirmières		
Enseignement à la cliente		

26. Test de mémoire : Que signifient les abréviations suivantes ?

a) TB.

b) AES.

c) D et C.

d) AIP.

e) IVU.

f) MTS.

Les changements physiques et psychologiques de la grossesse

chapitre 5

Tout au long de la grossesse, la femme vit de nombreux changements physiques destinés à soutenir la croissance et le développement du fœtus qu'elle porte; de plus, elle et ses proches doivent s'adapter à des changements psychologiques majeurs. Ce chapitre traite de la préparation à la grossesse et à l'accouchement, ainsi que des changements physiques et psychologiques qu'engendre la grossesse. Ce chapitre correspond aux chapitres 6 et 7 de *Soins infirmiers en périnatalité.*

Préparation à la grossesse et à l'accouchement

1. Alice Couture, une jeune femme de 24 ans en pleine santé, vous dit qu'elle et son conjoint se sentent prêts à avoir leur premier enfant. Elle vous demande ce qu'elle peut faire avant la conception pour que la grossesse se déroule le mieux possible. Que lui répondez-vous?

2. Qu'est-ce qu'un *plan de naissance*?

3. Énumérez au moins six éléments que la femme enceinte et sa famille doivent prendre en considération dans la planification de l'accouchement.

a) Le choix du medecin
b) Le lieux d'accouchement
c) Preparation Freres / Soeurs
d) Recours a l'analgesie
e) Cours Prenataux
f) Soins au nouveau-né

Anatomie et physiologie de la grossesse

4. L'augmentation du volume de l'utérus durant la grossesse s'explique essentiellement par:

a) l'engorgement des structures vasculaires préexistantes.
b) la formation d'une nouvelle couche de muscles utérins.
c) l'hypertrophie des cellules du myomètre.
d) la prolifération des cellules du myomètre.

5. Bon nombre des changements qui touchent les organes pelviens portent un nom. Identifiez les changements suivants:

a) La coloration violacée de la muqueuse du col, du vagin et de la vulve s'appelle le signe Chadwick.
b) Le ramollissement du col s'appelle le signe Goodell.
c) Le ramollissement de l'isthme de l'utérus s'appelle le signe Hegar.

6. Durant la grossesse, l'accroissement du nombre et de l'activité des glandes endocervicales est responsable:

a) d'un ramollissement prononcé du col.
b) d'un écoulement vaginal plus liquide et plus aqueux.
c) de l'apparition du signe de Chadwick.
d) de la formation du bouchon muqueux.

7. Quelle est la fonction du bouchon muqueux?

scelle le canal endocervical et empeche les micro-organismes presents ds le vagin d'y penetrer

8. Durant les 10 à 12 premières semaines de la grossesse, le corps jaune :

a) régresse et disparaît graduellement.

b) sécrète de l'œstrogène pour maintenir la grossesse.

c) sécrète de la gonadotrophine chorionique (hCG) pour maintenir la grossesse.

(d) sécrète de la progestérone pour maintenir la grossesse.

9. Décrivez les changements que subissent les seins sous l'effet de la grossesse.

a) Volume. Seins gonflent

b) Pigmentation. L'areole prend une teinte plus foncée

c) Tubercules de Montgomery. + Gros et + saillants

Le système cardiovasculaire subit plusieurs changements durant la grossesse. Pour chacun des éléments suivants, dites s'il y a normalement augmentation (A) ou diminution (D) durant la grossesse.

10. ↓ Tension artérielle.

11. ↑ Numération érythrocytaire.

12. ↑ Débit cardiaque.

13. ↓ Hématocrite.

14. ↑ Pouls.

15. La pseudo-anémie (ou anémie physiologique de la grossesse) est causée par :

(a) une augmentation du volume plasmatique supérieure à l'augmentation des érythrocytes.

b) une diminution du taux d'hémoglobine.

c) une diminution à la fois du volume plasmatique et du taux d'érythrocytes.

d) une augmentation de l'hématocrite.

16. Lorsque la femme enceinte est en décubitus dorsal, l'utérus peut comprimer la veine cave inférieure ; le débit sanguin diminue dans l'oreillette droite et la tension artérielle baisse, ce qui provoque des étourdissements et rend la peau pâle, moite et froide. Cette réaction s'appelle syndrome (a) aortcave de la grossesse, syndrome (b) uterocave ou syndrome (c) compression de la veine cave.

17. Donnez la cause des malaises suivants durant la grossesse :

a) Brûlures d'estomac. Relachement du cardia et la pression de l'uterus gravide sur estomac -> reflux acide ds oesophage

b) Hémorroïdes. Constipation et la pression exercée sur vaisseaux sanguin situés au niveau de l'uterus

c) Pollakiurie. 1er et 3e trimestre l'uterus distendu fait pression sur la vessie

18. Une femme enceinte vous raconte que ses proches la taquinent parce qu'elle « se dandine comme un canard, la bedaine en avant », et vous demande ce qui explique cette démarche typique de la femme enceinte. Que lui répondez-vous ?

19. Décrivez brièvement les fonctions des hormones suivantes durant la grossesse :

a) Gonadotrophine chorionique (hCG).

b) Œstrogène.

c) Progestérone.

d) Hormone lactogène placentaire (hPL).

e) Relaxine.

20. Expliquez brièvement les fonctions certaines et probables des prostaglandines durant la grossesse.

21. Décrivez les effets de la grossesse sur chacune de ces composantes du système endocrinien.

a) Thyroïde.

b) Pancréas.

c) Hypophyse.

d) Surrénales.

22. Quel est le gain pondéral recommandé pour les femmes qui ont un poids normal avant la grossesse ?

23. Quel est le gain pondéral moyen à chaque trimestre de la grossesse ?

a) Premier trimestre.

b) Deuxième trimestre.

c) Troisième trimestre.

24. Comment expliqueriez-vous la différence entre les signes de grossesse subjectifs (possibles), objectifs (probables) et positifs (certains) ?

Tests de grossesse

25. Expliquez pourquoi un test de grossesse positif n'est pas un signe certain de grossesse.

Réactions psychologiques de la famille qui vit une grossesse

26. Résumez les comportements les plus courants chez la femme enceinte à chaque trimestre de la grossesse.

	Comportements
Premier trimestre	
Deuxième trimestre	
Troisième trimestre	

27. Rubin (1984) a décrit les quatre grandes tâches dont la femme enceinte doit s'acquitter pour préserver son intégrité et celle de sa famille tout en intégrant le nouvel enfant au cercle familial. Nommez et expliquez brièvement chacune de ces tâches.

a)

b)

c)

d)

28. Votre meilleure amie vient de recevoir la confirmation qu'elle est enceinte de 10 semaines. Cette grossesse était désirée et planifiée, et elle s'étonne d'éprouver maintenant une certaine ambivalence à l'idée d'être enceinte et de devenir mère. Que lui répondez-vous ?

29. Comme celles de la femme enceinte, les réactions du futur père à la grossesse changent de trimestre en trimestre. Décrivez les réactions paternelles les plus courantes.

	Réactions
Premier trimestre	
Deuxième trimestre	
Troisième trimestre	

30. Expliquez brièvement le concept de la *couvade.*

31. Enceinte de six mois, Monica Castiglia vous demande des conseils sur la façon de préparer son petit garçon de trois ans à la naissance d'une petite sœur ou d'un petit frère. Que lui suggérez-vous ?

32. En tant que directrice d'une clinique prénatale qui dessert une clientèle multiculturelle, il vous revient d'orienter les nouvelles infirmières. Donnez-leur trois ou quatre éléments clés dont l'infirmière doit se souvenir lorsqu'elle dispense des soins à des clientes d'autres cultures.

L'évaluation et les soins de la famille qui vit une grossesse

chapitre 6

La grossesse est une période cruciale non seulement pour la femme enceinte et pour l'enfant à naître, mais pour toute la famille. Chacun doit s'adapter aux changements physiques et psychologiques que vit la mère, à l'arrivée d'un bébé dans leur vie et au changement de rôles dans la famille. De plus, le bien-être fœtal est directement relié à la santé de la mère, à ses habitudes et à son milieu. Ce chapitre correspond aux chapitres 8, 9, 10 et 11 de *Soins infirmiers en périnatalité.*

Évaluation prénatale

1. À quoi sert l'évaluation initiale de la cliente ?

Les termes de la colonne de gauche servent à décrire les antécédents gynécologiques. Associez chacun d'eux à la définition correspondante (colonne de droite).

2. ______ Gravida

3. ______ Multipare

4. ______ Nulligeste

5. ______ Para

6. ______ Primigeste

a) Femme qui a accouché deux fois ou plus après plus de 20 semaines de grossesse.

b) Femme qui n'a jamais été enceinte.

c) Femme enceinte pour la première fois.

d) Toute grossesse, peu importe sa durée, y compris la grossesse en cours.

e) Femme qui n'a jamais accouché après plus de 20 semaines de grossesse.

f) Accouchement après la 20e semaine de grossesse, que l'enfant soit vivant ou mort.

7. Donnez trois exemples de facteurs qui augmentent les risques pour la mère durant la grossesse.

a)

b)

c)

De nombreux manuels traitent de l'examen clinique complet. Nous nous intéresserons donc ici aux seuls aspects de l'examen clinique qui sont directement liés à la grossesse.

8. Jenny Nishida, gravida 1, para 0, a rendez-vous pour son premier examen obstétrical. Nommez trois composantes de cet examen.

a)

b)

c)

9. Lors de cet examen, l'infirmière praticienne (ou la sage-femme ou le médecin) mesure la hauteur utérine de Jenny. Comment s'y prend-elle ?

10. a) Quelle information la hauteur utérine fournit-elle sur la grossesse ?

b) Où vous attendez-vous à trouver le fond utérin à 12 semaines de grossesse ?

c) Où vous attendez-vous à trouver le fond utérin à 20 semaines de grossesse ?

11. Jenny vous demande quand le cœur fœtal deviendra audible. Que lui répondez-vous ?

a) Au fœtoscope ______________________________

b) Au Doppler ______________________________

12. Jenny a eu ses dernières menstruations le 22 mars de l'année en cours. Calculez la date prévue de l'accouchement (DPA) en utilisant la règle de Nägele.

13. Quelles sont les recommandations sur la fréquence des visites prénatales au cours d'une grossesse sans complications ?

Malaises courants durant la grossesse

14. Proposez au moins une mesure d'autosoins susceptible de soulager chacun des malaises suivants :

a) Tension mammaire.

b) Crampes aux jambes.

c) Nausée.

d) Constipation.

e) Lombalgie.

f) Pollakiurie.

15. Votre amie, qui est en début de grossesse, se plaint de nausées matinales. Vous lui conseillez :

a) d'en prendre son parti parce qu'il n'y a rien à faire.

b) de manger des aliments secs riches en glucides, comme des craquelins ou du pain grillé, avant de se lever le matin.

c) de boire beaucoup aux repas.

d) de manger trois repas par jour et d'éviter de grignoter entre les repas.

16. **Pensée critique en action:** Julie Dubrowski, gravida 1, para 0, est enceinte de 12 semaines et se présente pour sa deuxième visite prénatale. Elle vous dit que son principal problème est la fatigue: « Parfois, je suis tellement épuisée quand je rentre du travail que j'ai du mal à faire le repas. Richard cuisine de plus en plus souvent parce que je n'ai pas assez d'énergie pour le faire. Il y a sûrement quelque chose qui ne va pas. »

Remplissez les cases appropriées dans le schéma suivant.

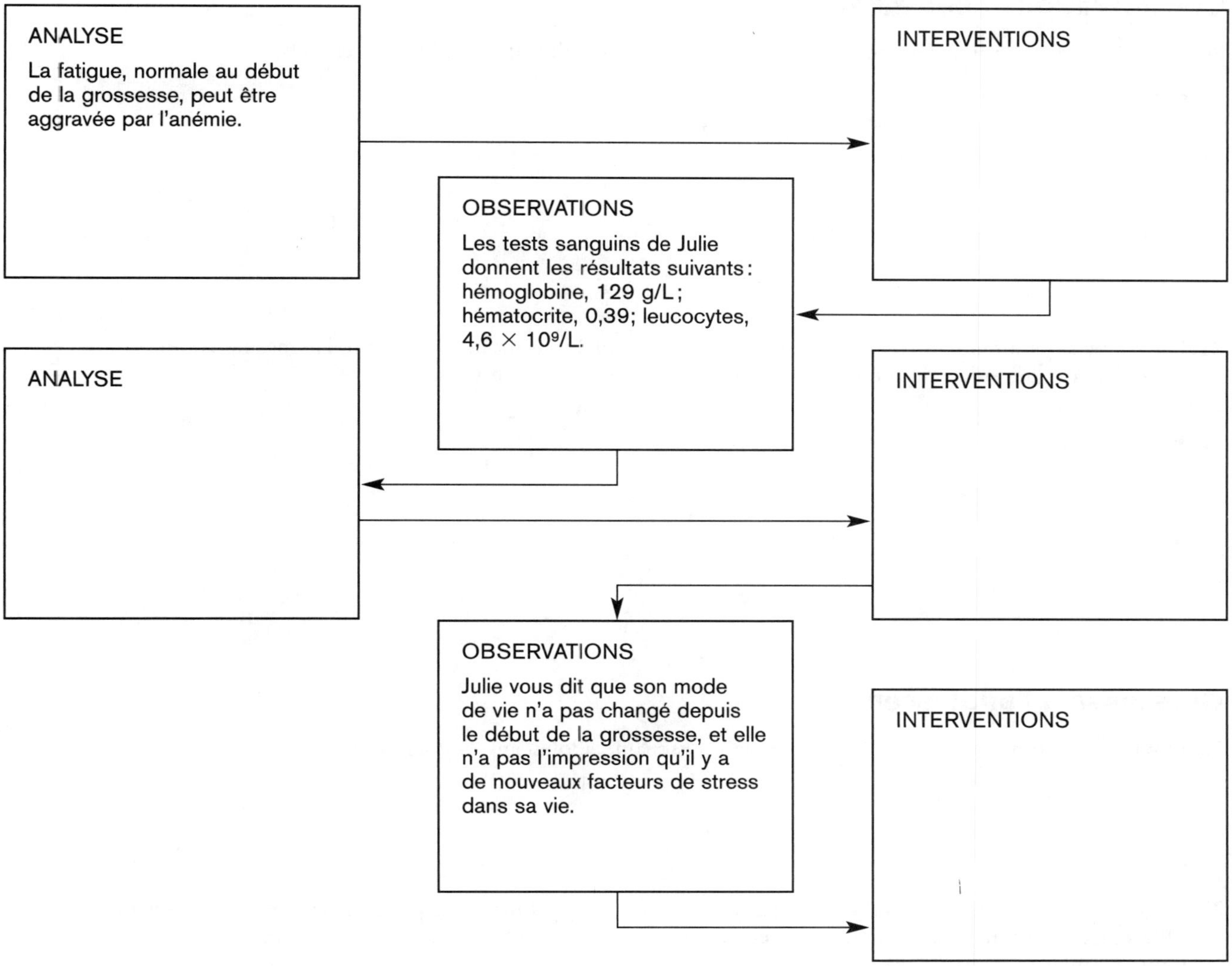

Enseignement des autosoins durant la grossesse

17. On a mis au point diverses techniques pour suivre l'évolution de l'activité fœtale; toutes exigent que la mère remplisse une fiche d'enregistrement des mouvements fœtaux (FEMF), selon la technique d'enregistrement quotidien des mouvements fœtaux (EQMF) ou selon la technique Cardiff. Décrivez le procédé en usage dans votre établissement de soins.

18. Enceinte de sept mois, Linh Trang veut aller rendre visite à ses parents. Elle vous demande ce que vous pensez d'un voyage de 500 km en automobile dans son état. Jusqu'ici, sa grossesse est tout à fait normale. Que lui conseillez-vous?

19. Une femme enceinte de 11 semaines vous demande si elle peut boire un verre de vin de temps à autre durant sa grossesse. Que devriez-vous lui répondre ?

Considérations liées à l'âge

20. Énumérez trois avantages à attendre la trentaine pour engendrer un ou plusieurs enfants.

a)

b)

c)

21. Les couples qui attendent la trentaine pour mettre un enfant au monde ont, outre la santé de la mère et de l'enfant, des sujets de préoccupation particuliers. Nommez-en trois.

a)

b)

c)

Grossesse à l'adolescence

22. Donnez au moins six raisons susceptibles de pousser une adolescente à vouloir être enceinte.

a)

b)

c)

d)

e)

f)

23. Imaginez qu'on vous confie la responsabilité de mettre sur pied une clinique prénatale pour adolescentes. Quels facteurs influant sur l'adolescente et sur son développement prendriez-vous en considération pour travailler votre approche ? Nommez des services ou des techniques particulières que vous aimeriez mettre à la disposition des adolescentes.

Nutrition maternelle

24. Nathalie Durand, une primipare de 22 ans enceinte de deux mois, discute de nutrition avec vous. Elle a un poids normal et redoute beaucoup un gain pondéral excessif. Quel gain de poids lui recommanderiez-vous ?

25. Pour obtenir ce gain pondéral, Nathalie devrait consommer ______ kcal par jour de plus que d'habitude.

26. Lequel des menus suivants est le plus riche en protéines, en fer et en vitamine C?

a) 100 g de bœuf, 1/2 t de haricots de Lima, un verre de lait écrémé et 3/4 t de fraises.

b) 125 g de poulet, 1/2 t de maïs, une salade de laitue et une petite banane.

c) 1 t de macaroni, 3/4 t de pois, un verre de lait entier et une poire moyenne.

d) Un œuf brouillé, des pommes de terre sautées, 1/2 verre de babeurre et une grosse nectarine.

Associez à chacun des nutriments (vitamines et minéraux) de la colonne de gauche la réponse qui décrit le mieux sa fonction (colonne de droite).

27. ____ Vitamine A	a) Prévient la cécité nocturne.
28. ____ Vitamine E	b) Nécessaire à la coagulation normale du sang.
29. ____ Vitamine K	c) Nécessaire à la formation du tissu conjonctif.
30. ____ Vitamine C	d) Synthèse de l'ADN et de l'ARN.
31. ____ Acide folique	e) Métabolisme des acides aminés.
32. ____ Pyridoxine (B_6)	f) Métabolisme cellulaire.
33. ____ Calcium	g) Sa carence est associée aux anomalies du tube neural.
34. ____ Zinc	h) Minéralisation des os et des dents du fœtus.
35. ____ Magnésium	i) Antioxydant.

36. Alice Lamothe est une vraie végétarienne et refuse de consommer tout aliment de provenance animale, y compris les œufs et les produits laitiers. Quels aliments peut-elle consommer pour combler ses besoins en protéines et en calcium durant la grossesse?

37. Voici le journal alimentaire de 24 heures d'une femme enceinte de 26 ans, dont le poids est normal. Analysez-le et dites s'il est adéquat par rapport à chacun des groupes alimentaires.

Petit déjeuner
- 20 g de céréales
- 125 mL de lait à faible teneur en gras
- 125 mL de jus d'orange

Dîner
- Un sandwich (2 tranches de pain complet, 100 g de blanc de poulet, laitue, mayonnaise)
- 250 mL de lait
- 1 petite tablette de chocolat

Souper
- 300 g de poisson
- une salade composée avec vinaigrette
- 125 mL de riz
- 1 part de gâteau

Collation
- 375 mL de crème glacée à la vanille

Analyse

Produits laitiers:

Céréales:

Viandes et substituts:

Fruits et légumes:

La grossesse à risque : problèmes de santé préexistants

chapitre 7

Une grossesse à risque est une grossesse où certains facteurs ou ensembles de facteurs augmentent le risque de problèmes, de maladie ou même de mort chez la mère et chez le fœtus (ou le nouveau-né). Ce chapitre traite des problèmes médicaux préexistants, comme une toxicomanie ou une cardiopathie maternelle, qui rendent la grossesse à risque. Ce chapitre correspond au chapitre 12 de *Soins infirmiers en périnatalité.*

Abus d'alcool et d'autres drogues

1. Encerclez ceux des signes et symptômes suivants qui sont les plus courants chez les nouveau-nés des mères qui consomment du crack et de la cocaïne :

Réflexe de sursaut exagéré, malformations génito-urinaires, hydrocéphalie, risque accru de mort subite du nourrisson, retard de la croissance intra-utérine (RCIU), passivité anormale, petite taille à la naissance.

2. Élizabeth Corriveau attend son premier bébé. Elle est enceinte de quatre mois lorsqu'elle se présente à sa première visite prénatale. Lors de l'évaluation initiale, elle dit à l'infirmière qu'elle consomme régulièrement de la cocaïne. Nommez au moins trois aspects de l'évaluation auxquels l'infirmière devrait accorder une importance particulière lorsqu'elle dispense des soins à cette cliente.

a)

b)

c)

Diabète

3. Les quatre signes et symptômes cardinaux du diabète sont :

a)

b)

c)

d)

4. Après sa naissance, l'enfant d'une femme qui présente un diabète préexistant (de type A, B ou C selon la classification de White) a un risque plus élevé de souffrir :

a) d'anémie.

b) d'hypercalcémie.

c) d'hyperglycémie.

d) d'hypoglycémie.

5. Nommez trois des répercussions possibles de la grossesse sur le diabète.

a)

b)

c)

6. Nommez quatre complications maternelles et/ou fœtales que peut entraîner le diabète pendant la grossesse.

a)
c)
b)
d)

7. Les diabétiques peuvent-elles allaiter en toute sécurité ?

a) oui
b) non

8. Une de vos amies a reçu un diagnostic de diabète gestationnel. Elle vous dit que sa grand-mère prend des hypoglycémiants oraux pour traiter son diabète et vous demande si elle ne pourrait pas tout simplement en prendre elle aussi. Que lui répondez-vous ?

9. Votre amie vous demande aussi pourquoi les bébés des diabétiques sont souvent gros à la naissance. Comment lui expliqueriez-vous ce phénomène ?

10. Énumérez trois épreuves diagnostiques qui permettent d'évaluer l'état du fœtus que porte une diabétique.

a)
c)
b)

Infection au VIH

11. Énumérez quatre signes de complications chez une femme enceinte porteuse du VIH.

a)
c)
b)
d)

12. Quand devriez-vous porter des gants lorsque vous donnez des soins à une femme enceinte ?

Cardiopathie

13. Sara Leblond, 24 ans, souffre d'une cardiopathie de classe III. Nommez cinq signes et symptômes qui vous feraient soupçonner une décompensation cardiaque chez cette patiente.

a)
d)
b)
e)
c)

14. En l'absence de complications, quelle est la meilleure méthode d'accouchement pour une femme présentant une cardiopathie de classe II ?

La grossesse à risque : problèmes de santé qui se déclarent durant la gestation

chapitre 8

La plupart des grossesses se déroulent sans difficulté. Cependant, dans certains cas, des complications imprévues surviennent et mettent en danger la mère et le fœtus (ou le nouveau-né). Ce chapitre traite des problèmes médicaux qui se déclarent durant la grossesse, comme l'hémorragie ou la prééclampsie. Ce chapitre correspond au chapitre 13 de *Soins infirmiers en périnatalité.*

Saignements vaginaux

1. Définissez l'avortement spontané.

2. L'avortement spontané s'appelle aussi ____________________.

3. Alice Robert, 22 ans, gravida 1, para 0, est enceinte de 11 semaines. Présentant un saignement vaginal modéré et des crampes abdominales, elle vient d'être admise à l'hôpital. Le toucher vaginal révèle que le col est dilaté de 2 cm, et on pose un diagnostic d'avortement imminent. Nommez quatre interventions infirmières indiquées dans son cas.

a)

b)

c)

d)

4. On prescrit à Alice le repos au lit et on lui administre des liquides intraveineux. Durant la soirée, il y a expulsion d'une partie des produits de la conception. Le lendemain matin, on lui fait une dilatation et un curetage. Pourquoi ?

5. Le mari d'Alice vous demande pourquoi les femmes font des fausses-couches. Nommez quatre causes d'avortement spontané.

a)

b)

c)

d)

6. La cause la plus courante d'avortement au deuxième trimestre est la béance isthmique (incompétence du col). Nommez deux facteurs qui peuvent contribuer à la béance isthmique.

a) b)

7. L'intervention chirurgicale qui permet de corriger la béance isthmique pour que la cliente puisse mener sa grossesse à terme s'appelle ______________________________.

8. Le siège d'implantation le plus courant lors d'une grossesse ectopique est ______________.

9. La grossesse ectopique est souvent difficile à diagnostiquer parce que ses symptômes sont similaires à ceux de plusieurs autres problèmes abdominaux. Nommez au moins cinq signes ou symptômes de la grossesse ectopique et expliquez brièvement à quoi chacun est dû.

	Signe ou symptôme	Explication physiologique
a)		
b)		
c)		
d)		
e)		

10. Annie Lebœuf a reçu un diagnostic de maladie trophoblastique gestationnelle. Une fois la môle hydatiforme retirée, on lui recommande d'éviter de devenir enceinte pendant un an et de revenir faire des dosages réguliers de l'hCG sérique. Pourquoi ?

Hyperémèse gravidique

11. Si l'hyperémèse gravidique rend nécessaire une hospitalisation, quels sont les objectifs du traitement ?

a) c)

b) d)

Rupture prématurée des membranes (RPM)

12. Complétez les phrases suivantes. Quand on soupçonne une rupture prématurée des membranes, on peut tester le liquide qui s'écoule à l'aide de (a) ______________, qui devient (b) ______________ en présence de liquide amniotique, lequel est plus (c) ______________ (acide ou alcalin ?) que les sécrétions vaginales normales.

13. Michelle Lemieux a été hospitalisée pour une rupture prématurée des membranes. Le liquide a cessé de couler et elle a reçu son congé. Énumérez au moins quatre sujets sur lesquels doit porter l'enseignement préalable au congé.

a) c)

b) d)

Travail prématuré

Sandra Gagné, gravida 4, est âgée de 36 ans. Elle a deux enfants à la maison, dont l'un est né à 35 semaines de grossesse, et elle a fait une fausse-couche. Elle fume 15 cigarettes par jour et se permet un verre de vin à l'occasion. Sandra a des antécédents de pyélonéphrite. Elle assume seule la responsabilité de sa famille. Depuis deux ans, elle a un emploi dans une usine, et son travail, qui consiste à inspecter des pièces qui passent devant elle sur un tapis roulant, exige qu'elle se tienne debout toujours au même endroit. À 14 semaines de grossesse, Sandra a eu des saignements vaginaux qui ont duré deux jours. Depuis, sa grossesse se déroule sans problème, mais ces derniers temps, elle a davantage de contractions.

14. Dans le texte qui précède, encerclez tous les facteurs de risque de travail prématuré que court Sandra.

15. Sandra vous demande ce qu'elle devrait surveiller. Quelles informations importantes devez-vous lui transmettre ?

16. Sandra écoute votre réponse avec beaucoup d'attention, d'un air songeur. Lorsque vous avez terminé, elle vous demande : « Mais comment savoir s'il s'agit d'une vraie contraction ? » Que lui répondez-vous ?

17. À sa 30e semaine de grossesse, on diagnostique chez Sandra un travail prématuré. Elle est hospitalisée et on lui administre du sulfate de magnésium ($MgSO_4$) par voie intraveineuse. Comment ce médicament combat-il le travail prématuré ?

18. L'administration de $MgSO_4$ exige une surveillance infirmière étroite. Nommez au moins cinq éléments à évaluer en précisant quelles observations commandent une intervention infirmière (colonne de gauche). Nommez les interventions infirmières qui s'imposent et expliquez leur but (colonne de droite).

Évaluations et données qui exigent une intervention	Intervention et explication

19. Enceinte de 32 semaines, Maria Aguilar est admise à l'hôpital à la suite d'un diagnostic de travail prématuré. De nombreuses interventions infirmières s'imposent dans les minutes qui suivent son arrivée. Classez les interventions suivantes par ordre de priorité. Inscrivez NA (non applicable) devant celles qui peuvent être remises à plus tard.

a) _____ Installer le moniteur électronique fœtal pour évaluer la fréquence et la durée des contractions ainsi que la FCF.

b) _____ Évaluer la TA et la température, le pouls et la respiration de la mère.

c) _____ Remplir toutes les sections du formulaire d'admission.

d) _____ Procéder à un toucher vaginal stérile pour déterminer la dilatation et l'effacement du col, de même que la station, la présentation et la position du fœtus.

e) ______ Utiliser un papier à la nitrazine pour vérifier si les membranes sont rompues.
f) ______ Peser la cliente.
g) ______ Écouter les bruits respiratoires.

Prééclampsie et éclampsie

20. Comparez les signes et symptômes de la prééclampsie légère et de la prééclampsie grave (hypertension gravidique) :

Signes et symptômes	Prééclampsie légère	Prééclampsie grave
Tension artérielle		
Gain pondéral		
Œdème		
Protéinurie		
Hyperréflexie		
Céphalée		
Douleur épigastrique		
Troubles visuels		

21. Rita George est hospitalisée pour une prééclampsie grave. Nommez cinq interventions infirmières courantes auprès de la cliente prééclamptique en expliquant l'objectif de chacune.

Intervention	Explication
a)	
b)	
c)	
d)	
e)	

22. Vous administrez du sulfate de magnésium à une femme qui souffre de prééclampsie grave. Vous recueillez les données suivantes : 12 respirations par minute, absence de réflexes ostéotendineux, diurèse de 90 mL dans les 4 dernières heures. Que faites-vous ?

a) Administrer immédiatement du gluconate de calcium.

b) N'administrer que la moitié de la dose de sulfate de magnésium.

c) Continuer à administrer le sulfate de magnésium selon l'ordonnance.

d) Cesser l'administration du sulfate de magnésium et prévenir le médecin.

23. Voici trois signes d'intoxication par le magnésium :

(a) ______________________, (b) ______________________ et (b)______________________.

24. Le syndrome HELLP est une complication grave de l'hypertension gravidique.
Que signifient les lettres de l'acronyme HELLP ?

H______________ E______________ L______________ L______________ P______________

25. Marina Lemay est admise au centre de naissance en travail actif. Il s'agit de sa première grossesse. Sa tension artérielle est maintenant de 140/86 (elle était de 110/66 à sa première visite prénatale) ; elle présente un œdème qui prend le godet de 2 + sur les pieds, les chevilles et le bas des jambes, et dit avoir pris 2 kg dans les 2 derniers jours. Vous vérifiez ses réflexes ostéotendineux. Que signifie une note de 3 + ?

Incompatibilité Rh

26. Pensée critique au défi: Votre cliente, Nina Lorenzo, gravida 2, para 1, est Rh– et son conjoint est Rh+. Leur premier enfant était Rh–. Elle vient de mettre au monde un bébé Rh+. Le test de Coombs indirect de la mère est positif, et le test de Coombs direct de l'enfant l'est aussi.

Nina doit-elle recevoir des immunoglobulines anti-D (WinRho) ?

Oui Non

Expliquez votre réponse :

Infections

27. Le muguet chez le nouveau-né résulte directement du contact avec un des micro-organismes suivants dans la filière pelvigénitale. Lequel ?

a) *Candida albicans*

b) *Neisseria gonorrhϾ*

c) *Treponema pallidum*

d) *Staphylococcus aureus*

28. Pour protéger l'enfant à naître contre la toxoplasmose, toute femme enceinte doit :

a) éviter le contact avec des gens qui ont la rubéole.

b) éviter de manger de la viande insuffisamment cuite.

c) éviter les relations sexuelles avec des porteurs des micro-organismes en cause.

d) se faire vacciner contre cette infection au début de la grossesse.

29. C'est au ______________ trimestre de la grossesse que l'exposition à la rubéole présente le plus grand risque d'effets tératogènes.

30. Enceinte de son premier enfant, Stéphanie Lebeau a des antécédents d'herpès génital. On lui a dit, vous explique-t-elle, que son bébé risquait d'être infecté par le virus si elle accouchait par voie vaginale ; elle s'attendait donc à avoir une césarienne. Or, son médecin vient de lui dire qu'il était trop tôt pour déterminer sa méthode d'accouchement. Elle vous demande pourquoi. Quelle serait votre explication ?

L'évaluation du bien-être fœtal

chapitre 9

L'infirmière joue un rôle important dans l'évaluation du bien-être fœtal. Elle est souvent amenée à dispenser de l'enseignement individuel sur les épreuves diagnostiques qui permettent d'évaluer le bien-être fœtal – objectifs, procédés, autres épreuves possibles, etc. Ce chapitre traite des méthodes diagnostiques que l'on pratique durant la période prénatale. Ce chapitre correspond au chapitre 14 de *Soins infirmiers en périnatalité.*

Échographie

1. Nommez deux avantages que présente l'échographie diagnostique pour la mère et le fœtus.

a) b)

2. Énumérez au moins six usages de l'échographie en début de grossesse et en fin de grossesse.

	Début de la grossesse (jusqu'à la 24e semaine)	Fin de la grossesse (après la 30e semaine)
a)		
b)		
c)		
d)		
e)		
f)		

3. Karine Primeau doit passer une échographie. Elle vous demande : « Êtes-vous certaine qu'il n'y a aucun danger pour le bébé ? » Que lui répondez-vous ?

Évaluation de l'activité fœtale par la mère

4. Carla Cortez est enceinte pour la première fois. Elle vous demande comment procéder à l'évaluation des mouvements fœtaux.

a) Rédigez votre plan d'enseignement. Sur une autre feuille, préparez une fiche d'enregistrement des mouvements fœtaux qui pourrait lui servir de modèle.

b) Carla vous demande si ses propres activités peuvent influer sur la quantité des mouvements fœtaux. Que lui répondez-vous ?

Examen de réactivité fœtale (ERF)

5. Expliquez comment se fait un examen de réactivité fœtale.

6. L'examen de réactivité fœtale est dit réactif, non réactif ou insatisfaisant selon ce que révèlent les tracés sur la fréquence cardiaque fœtale. Décrivez ce que montrent les tracés dans chacun des cas suivants en précisant quelles autres épreuves peuvent être indiquées.

a) Réactif.

b) Non réactif.

c) Insatisfaisant.

7. Dites si les figures 9-1A et 9-1B indiquent un test réactif, non réactif ou insatisfaisant.

Figure 9-1A ____________________

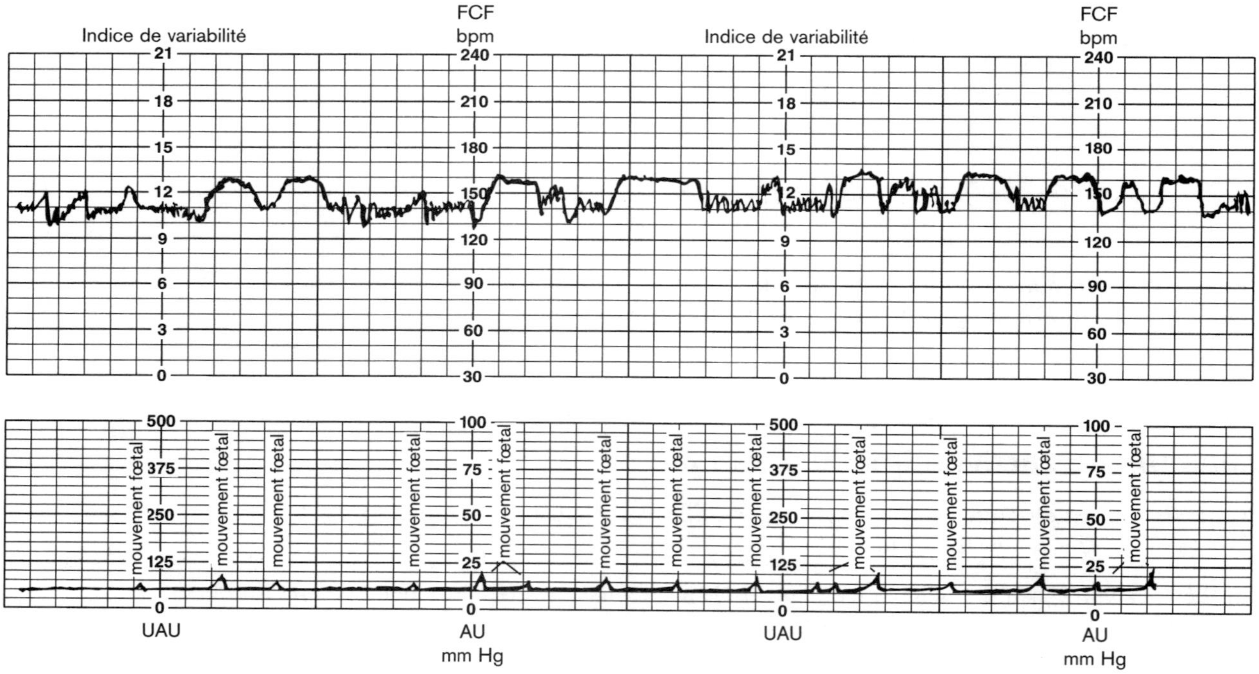

Figure 9-1B ______________________

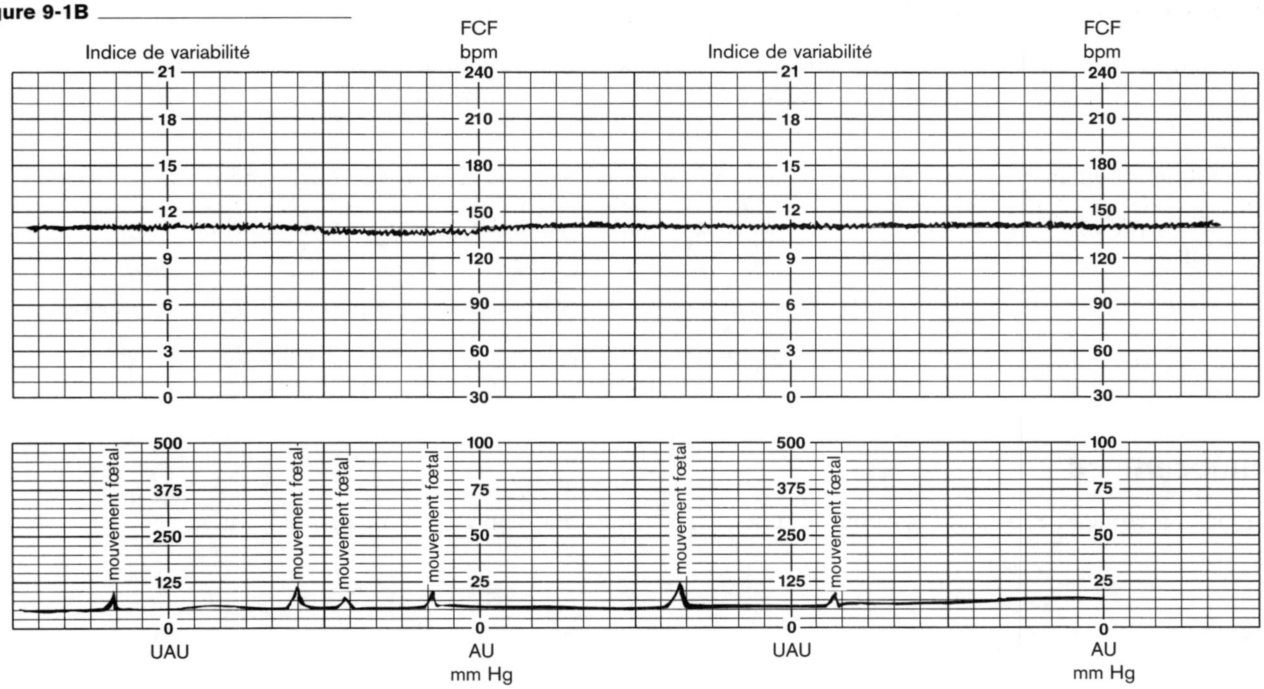

Profil biophysique

8. On dresse un profil biophysique pour évaluer le fœtus.

a) Quelles sont les variables biophysiques évaluées dans ce test?

b) Comment attribue-t-on les notes? Expliquez en quoi consiste un «bon» résultat.

c) Décrivez les conditions dans lesquelles il est le plus probable qu'on fasse un profil biophysique.

d) Que signifie une diminution du volume de liquide amniotique?

e) Jérémie Caplan appelle au centre de naissance et dit: «Ma femme va vous voir demain pour un profil biophysique fœtal. De quoi s'agit-il exactement?» Comment lui décrivez-vous cette épreuve diagnostique?

Épreuve à l'ocytocine (stimulation des contractions)

9. Décrivez le procédé de l'autostimulation des seins pour stimuler les contractions.

10. Expliquez la différence entre l'épreuve d'autostimulation des seins et l'épreuve à l'ocytocine intraveineuse.

Associez chaque résultat possible de l'épreuve de stimulation des contractions (colonne de gauche) à la définition correspondante (colonne de droite).

11. _____ Positif

12. _____ Négatif

a) Décélérations tardives persistantes associées à plus de 50 % des contractions.

b) Au moins 3 contractions de bonne qualité sans décélérations tardives et d'une durée de 40 à 60 secondes en 10 minutes.

Amniocentèse

13. Quelle méthode peut-on utiliser pour localiser le placenta avant de pratiquer une amniocentèse ?

14. Énumérez trois interventions infirmières nécessaires durant une amniocentèse.

15. Énumérez trois complications associées à l'amniocentèse en précisant la cause de chacune.

a)

b)

c)

16. En fin de grossesse, on peut pratiquer diverses analyses du liquide amniotique. Remplissez le tableau suivant :

Analyse	But	Résultats normaux	Signification
Rapport lécithine/sphingomyéline (L/S)			
Dosage du phosphatidylglycérol (PG)			

Mécanismes et stades de l'accouchement

chapitre 10

Le succès du travail et de l'accouchement dépend de l'interaction de cinq facteurs critiques. Ce chapitre examine le rôle de chacun d'entre eux. Ce chapitre correspond au chapitre 15 de *Soins infirmiers en périnatalité.*

Filière pelvigénitale

1. *Les facteurs critiques durant le travail.* Deux des cinq facteurs critiques sont la filière pelvigénitale et les caractéristiques psychosociales.

a) Expliquez pourquoi la filière pelvigénitale a une importance critique.

b) Expliquez pourquoi les caractéristiques psychosociales ont une importance critique.

2. La majorité des femmes ont un bassin gynécoïde. Après celui-ci, le plus commun est le bassin anthropoïde. Quelles caractéristiques de ces bassins les rendent plus propices à l'accouchement ?

3. Le diamètre antéropostérieur normal du détroit supérieur doit avoir au moins :

a) 8 cm.
b) 9 cm.
c) 10 cm.
d) 11 cm.

Fœtus

4. Identifiez les parties du crâne fœtal désignées dans la figure 10-1.

Figure 10-1
Vue supérieure du crâne fœtal.

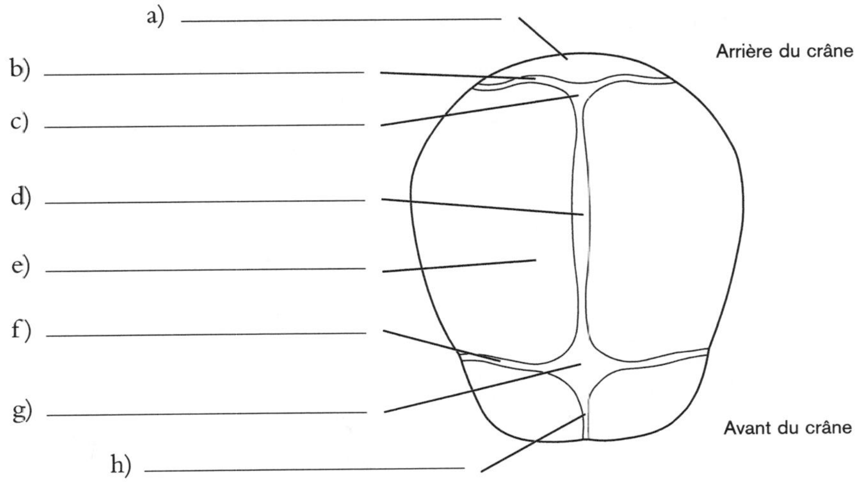

5. La figure 10-2 montre les diamètres antéropostérieurs et transverses du crâne fœtal. Identifiez chacun en précisant sa taille «normale» chez un fœtus à terme de taille moyenne.

Figure 10-2
A. Diamètres antéropostérieurs du crâne fœtal. Lorsque le sommet se présente et que la tête fœtale est fléchie, menton sur la poitrine, le plus petit diamètre antéropostérieur (le diamètre sous-occipito-bregmatique) passe dans la filière pelvigénitale. **B.** Diamètres transverses du crâne fœtal.

a) ______________________

b) ______________ cm

c) ______________________

d) ______________ cm

e) ______________________

f) ______________ cm

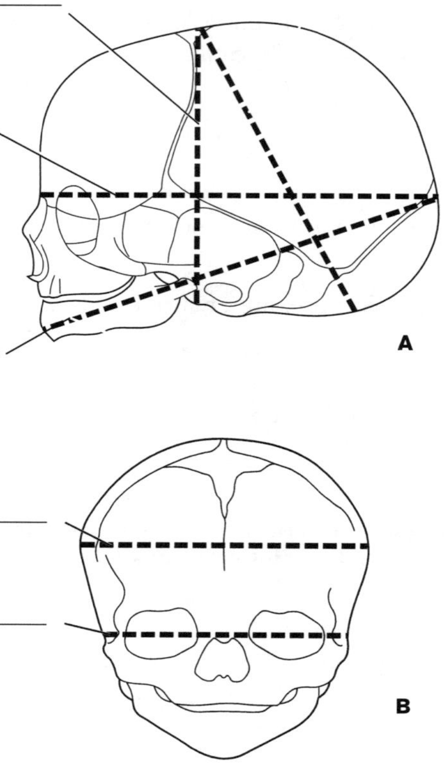

A

g) ______________________

h) ______________ cm

i) ______________________

j) ______________ cm

B

6. Définissez le terme *présentation fœtale.*

7. Énumérez les quatre types de présentation céphalique.

8. Nommez et décrivez les trois types de présentation du siège, et expliquez en quoi ils diffèrent.

a)

b)

c)

Identifiez les présentations et les positions fœtales que montre la figure 10-3.

Figure 10-3
Types de présentation.
Gracieuseté de Ross Laboratories, Columbus, OH.

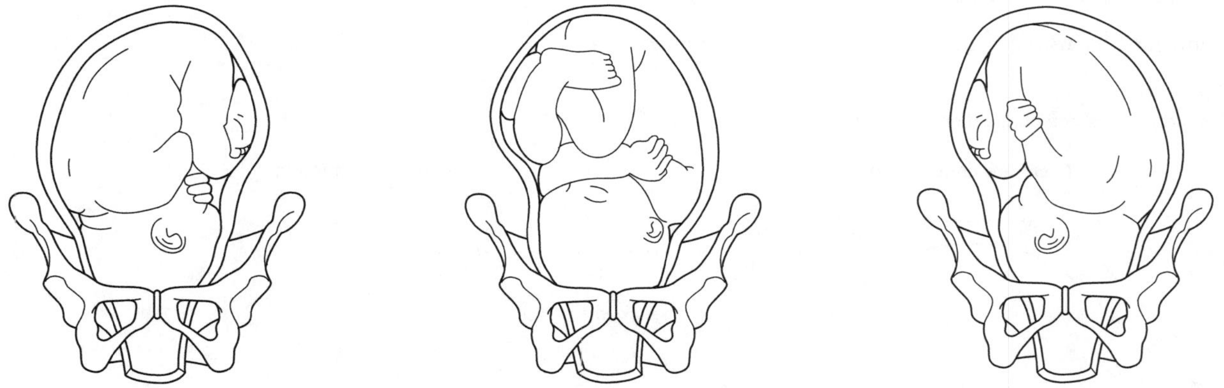

9. a) présentation ____________
b) position ____________
c) repère de la présentation ______

10. a) présentation ____________
b) position ____________
c) repère de la présentation ______

11. a) présentation ____________
b) position ____________
c) repère de la présentation ______

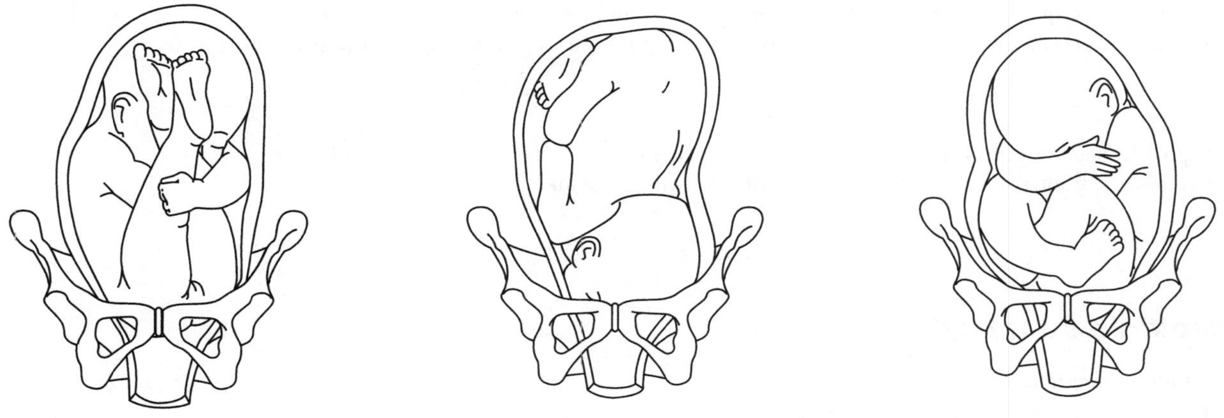

12. a) présentation ____________
b) position ____________
c) repère de la présentation ______

13. a) présentation ____________
b) position ____________
c) repère de la présentation ______

14. a) présentation ____________
b) position ____________
c) repère de la présentation ______

15. Définissez le terme *engagement*.

16. Formulez deux questions que vous pourriez poser à la cliente enceinte pour obtenir de l'information sur les symptômes indiquant que l'engagement a eu lieu. Justifiez votre réponse.

a)

b)

17. Définissez le terme *station*. Comment évalue-t-on la station ?

18. Qu'est-ce qui peut empêcher la descente fœtale?

Contractions utérines

19. Identifiez chacune des zones désignées dans la figure 10-4.

Figure 10-4
Caractéristiques des contractions utérines.

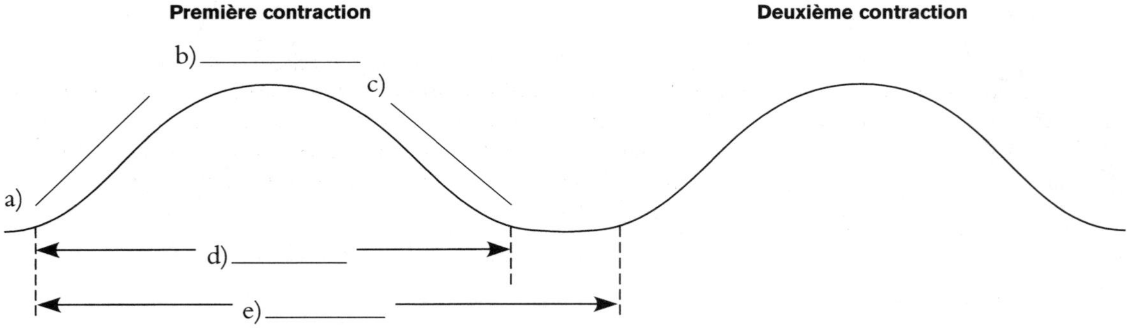

20. Au terme de sa grossesse, Annie, 18 ans, commence à avoir ses premières contractions. Nommez les facteurs psychosociaux qui peuvent influer sur sa réaction psychologique au travail.

21. En quoi le bagage culturel d'une femme et sa préparation au travail et à l'accouchement peuvent-ils influer sur son état psychologique durant le travail?

Physiologie du travail

22. Les signes précurseurs du travail sont:

a) la perte du bouchon muqueux et l'envie de pousser.
b) l'envie de pousser et l'augmentation des sécrétions vaginales.
c) l'allégement et l'augmentation des sécrétions vaginales.
d) la rupture des membranes et une température élevée.

23. Il existe diverses théories sur la cause du déclenchement du travail. Selon l'une d'elles, le travail serait déclenché par:

a) une augmentation de la quantité de progestérone circulante.
b) une diminution de la quantité d'œstrogène circulante.
c) la production de prostaglandine E.
d) l'inactivation de la phospholipase A_2.

24. Pour épouser les formes de la filière pelvigénitale, le fœtus doit changer plusieurs fois de position. Lequel de ces enchaînements de positions décrit avec exactitude ce qui se passe?

a) Descente et flexion, extension, rotation interne, rotation externe.
b) Extension, descente et flexion, rotation interne, rotation externe.
c) Rotation interne, descente et flexion, extension, rotation externe.
d) Descente et flexion, rotation interne, extension, rotation externe.

25. Le travail et l'accouchement se déroulent en quatre stades, chacun commençant et se terminant à un moment précis. Remplissez le tableau suivant :

Stade	Début	Fin
Premier		
Deuxième		
Troisième		
Quatrième		

Étude de cas : Questions 26 à 28

Catherine Brochu, primigeste, est admise au centre de naissance. Elle dit que ses contractions ont commencé quatre heures plus tôt et que ses membranes viennent de se rompre. Elle se montre très excitée parce que le travail est enfin commencé. Lors de l'admission, on recueille les données suivantes : FCF de 140 ; contractions de légères à modérées toutes les 4 à 5 minutes, d'une durée de 40 secondes ; col dilaté de 3 cm, effacé à 50 % ; présentation du sommet ; station de –2. Le test avec du papier à la nitrazine révèle un écoulement de liquide amniotique.

26. À quel stade et à quelle phase du travail en est Catherine ?

27. a) À quel rythme le col de Catherine devrait-il se dilater ?

b) À quel rythme le col de Catherine devrait-il se dilater si elle était multigeste ?

28. À quoi ressembleront les contractions de Catherine quand elle sera dans la phase active ?

29. Expliquez les causes physiologiques de la douleur durant le travail et l'accouchement.

30. Nommez les facteurs clés qui influent sur la réaction de la parturiente à la douleur.

L'évaluation et les soins durant l'accouchement

chapitre 11

L'infirmière qui travaille en périnatalité doit avoir une compréhension approfondie des stades et des mécanismes du travail, et être en mesure de mettre ce savoir en corrélation avec les modifications du comportement de la parturiente et de ses proches. En d'autres termes, l'évaluation continue, les interventions et l'évaluation des soins tout au long du travail et de l'accouchement reposent sur la compréhension qu'a l'infirmière de ces processus. Ce chapitre correspond aux chapitres 16, 17 et 18 de *Soins infirmiers en périnatalité.*

Évaluation initiale et admission

1. Luce arrive à l'unité des naissances avec son conjoint René. Son travail vient de commencer. Pendant votre premier entretien avec elle, vous découvrez qu'elle est une primipare, qu'elle n'a pas assisté à des rencontres prénatales et que la date prévue pour l'accouchement (DPA) est aujourd'hui même. Quelles sont les quatre observations à faire pour évaluer ses contractions ?

a)

b)

c)

d)

2. Pourquoi utilisez-vous le bout de vos doigts plutôt que la paume de votre main pour palper les contractions ?

3. L'infirmière responsable note que Luce a de légères contractions de 30 secondes toutes les 5 minutes.

a) Quelle est la fréquence des contractions ?

b) Quelle est la durée des contractions ?

c) Quelle est l'intensité des contractions ?

4. Quelle différence perçoit l'examinateur selon qu'il palpe des contractions légères, modérées ou fortes ?

5. Luce dit que, a priori, elle ne veut pas de rupture artificielle des membranes. Cependant, elle n'est pas certaine de sa décision et vous demande conseil. Préparez votre réponse par écrit. Souvenez-vous que, pour aider Luce à prendre une décision éclairée, votre réponse doit inclure une évaluation de ses connaissances et de sa compréhension, ainsi qu'un aperçu des objectifs de l'amniotomie, de ses avantages, de ses désavantages et des solutions de rechange possibles.

6. Luce dit qu'elle a des écoulements vaginaux clairs quand elle tousse. Vous remarquez que le papier à la nitrazine ne change pas de couleur.

a) Les membranes sont-elles rompues ?

b) D'où provient ce liquide clair selon vous ?

7. Durant le toucher vaginal, vous constatez que vous pouvez insérer deux doigts côte à côte dans le col. Vous pouvez sentir une surface ferme contre le col et un triangle plus mou en haut à droite (entre midi et trois heures). Vous constatez également qu'il y a un peu de sang.

a) Quelle est la dilatation du col?

b) Quelle est la présentation fœtale?

c) Quelle est la position fœtale?

d) D'où vient le sang?

Techniques de respiration

8. Choisissez une technique de respiration couramment utilisée dans votre milieu et enseignez-la à une amie comme vous l'enseigneriez à Luce. Décrivez par écrit le mode de respiration choisi pour vous préparer à l'enseignement en milieu clinique ou illustrez-le par un dessin.

9. Que pouvez-vous faire pour soutenir René durant le travail et l'accouchement? Comment pouvez-vous l'aider à donner à Luce le soutien dont elle a besoin? Décrivez les mesures de soutien et de bien-être que vous pouvez lui enseigner ou que vous pouvez appliquer au besoin.

Monitorage fœtal

Le médecin a recommandé une brève période de monitorage fœtal. Après qu'on lui a expliqué pourquoi, Luce accepte qu'on lui installe un moniteur.

10. Définissez les termes suivants:

a) FCF de référence.

b) Tachycardie fœtale.

c) Bradycardie fœtale.

d) Variabilité de référence.

e) Décélération précoce.

f) Décélération tardive.

g) Décélération variable.

11. Énumérez cinq causes possibles de tachycardie fœtale.

a)

b)

c)

d)

e)

12. Énumérez cinq causes possibles de bradycardie fœtale.

a)

b)

c)

d)

e)

13. Énumérez trois causes possibles de changements dans la variabilité de référence.

a)

b)

c)

14. Expliquez les causes et les réactions physiologiques des phénomènes suivants :

a) Décélération précoce.

b) Décélération tardive.

c) Décélération variable.

15. Évaluez le tracé de monitorage fœtal présenté dans la figure 11-1.

a) Fréquence des contractions.

b) Durée des contractions.

Type de tracé de FCF (Cochez une des réponses.)

☐ aucune décélération

☐ décélérations précoces

☐ décélérations tardives

☐ décélérations variables

Variabilité (Cochez une des réponses.)

☐ prononcée ☐ moyenne ☐ minime

La fréquence des contractions est-elle dans les limites normales ?

a) oui b) non

La durée des contractions est-elle dans les limites normales ?

a) oui b) non

Figure 11-1
Interprétation d'un tracé de MFE.

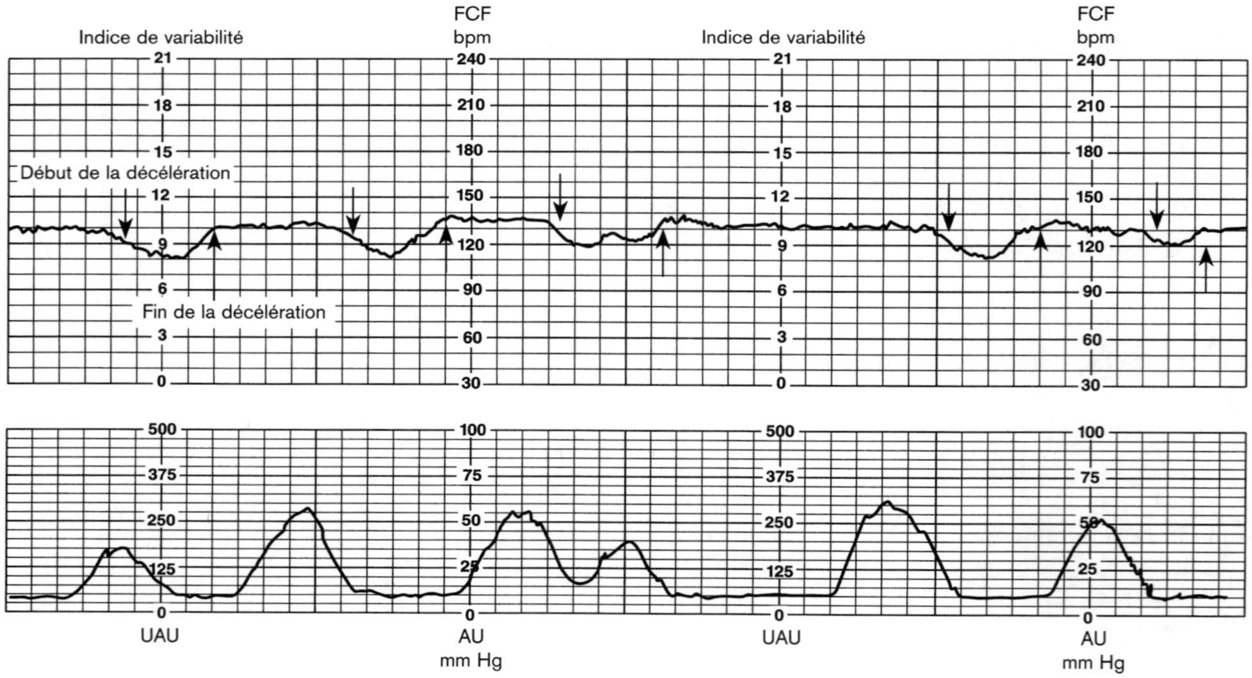

16. Dites quelles sont les interventions infirmières qui s'imposent immédiatement en présence des problèmes suivants :

Problème	Interventions infirmières	Explication physiologique
Décélérations tardives		
Décélérations variables		

Évaluation et soutien durant le travail

17. Luce commence à donner de nombreux signes de douleur et d'anxiété. Les méthodes de relaxation qu'elle utilisait jusqu'ici ne sont plus efficaces. Votre évaluation vous amène à poser le diagnostic infirmier suivant : *douleur reliée à l'anxiété et à la difficulté de maintenir la relaxation.*

a) Nommez au moins quatre interventions infirmières qui vous semblent importantes et justifiez leur pertinence par une explication physiologique.

Intervention infirmière	Explication physiologique

b) Nommez deux résultats escomptés ou deux signes qui indiqueraient que vos interventions ont été efficaces.

18. Vous préparez la salle d'accouchement. Décrivez les positions maternelles possibles durant le travail et l'accouchement en précisant pour chacune ses avantages et ses inconvénients ainsi qu'une situation où elle serait indiquée.

19. À quelle fréquence évaluerez-vous la tension artérielle et la FCF au deuxième stade ?

20. Décrivez les mesures que René et vous pouvez prendre pour améliorer le bien-être de Luce et lui offrir tout le soutien nécessaire à l'approche de l'accouchement.

Épisiotomie

21. Remplissez ce tableau qui récapitule les différences entre l'épisiotomie médiane et l'épisiotomie médiolatérale.

Caractéristiques	Épisiotomie médiane	Épisiotomie médiolatérale
Indication		
Guérison		
Douleur après l'accouchement		

22. Énumérez les mesures prénatales et les interventions infirmières durant le travail et l'accouchement qui peuvent permettre d'éviter l'épisiotomie.

Accouchement

23. Quand la tête du bébé commence à sortir, l'obstétricien ou la sage-femme la soutient avec sa main. Expliquez pourquoi.

24. Pourquoi procède-t-on à une aspiration des sécrétions du nez et de la bouche du bébé dès que la tête est sortie ?

Indice d'Apgar

25. Un garçon vient de naître. Votre première évaluation vous fournit les données suivantes :

Fréquence cardiaque 124

Respirations 24 ; irrégulières

Flexion et mouvement de tous les membres et extrémités

Cri vigoureux lorsqu'on aspire les sécrétions à l'aide d'une poire

Peau rose avec un peu d'acrocyanose

a) Enregistrez ces données sur la feuille d'évaluation de l'indice d'Apgar présentée dans la figure 11-2.

b) Quelle est la note totale ? ____________________

c) On évalue l'indice d'Apgar __________ minute(s) et __________ minutes après l'accouchement.

Figure 11-2
Exemple de feuille d'évaluation de l'indice d'Apgar. (Inspiré de Apgar, V. Août 1966. « The Newborn [Apgar] scoring system, reflections and advice », *Pediatric Clinics of North America,* 13 : 645.)

	0	1	2
Fréquence cardiaque	Absente	Lente (inférieure à 100)	Supérieure à 100
Respiration	Absente	Lente, irrégulière	Pleurs vigoureux
Tonus musculaire	Flaccidité	Légère flexion des membres	Mouvements actifs
Réactivité aux stimuli	Aucune	Grimace	Cri vigoureux
Coloration	Pâle, bleue	Corps rose, extrémités bleues	Complètement rose

Soins infirmiers après l'accouchement

26. Par quels moyens peut-on procurer de la chaleur au nouveau-né dans la salle d'accouchement ?

27. Pourquoi faut-il bien assécher le nouveau-né le plus vite possible après l'accouchement ?

28. Dans certains établissements, on peut placer le nouveau-né dans un berceau à chaleur radiante. Expliquez comment fonctionne la chaleur radiante.

29. Quelle complication peut entraîner une succion trop intense et fréquente des sécrétions buccales chez le nouveau-né ?

Délivrance

30. Énumérez quatre signes indiquant que le placenta s'est décollé.

a)

b)

c)

d)

31. En quoi ces deux types de délivrance que sont le mécanisme de Schultze et le mécanisme de Duncan diffèrent-ils ?

Mécanisme	Décollement de la paroi utérine	Apparence du placenta quand il sort du vagin
a) Schultze		
b) Duncan		

Soins infirmiers au troisième stade

32. L'obstétricien prescrit l'ajout de 10 unités de Syntocinon à la solution IV après l'expulsion du placenta.

a) À quoi sert l'administration d'ocytocine après l'expulsion du placenta ?

b) Quelles interventions infirmières s'imposent lorsqu'on administre du Syntocinon ?

Soins infirmiers au quatrième stade

Au début du post-partum immédiat de Luce, l'infirmière procède à l'évaluation des éléments critiques suivants. Quelle est l'observation normale pour chacun d'entre eux ? Encerclez la bonne réponse.

33. Tension artérielle et pouls
a) comme durant le travail b) élevés c) comme durant la grossesse

34. Hauteur du fond utérin

a) au-dessus du nombril b) au niveau du nombril c) sous le nombril

35. Consistance du fond utérin

a) ferme b) mou c) impossible à localiser

36. Lochies – quantité

a) légère b) modérée c) importante

37. Lochies – couleur

a) rouges b) séreuses c) blanches

38. Vessie

a) non distendue b) distendue

39. Que signifie un utérus mou durant le post-partum immédiat ? Quelle intervention infirmière s'impose alors ?

40. Le quatrième stade dure habituellement de 1 à 4 heures après l'accouchement. Énumérez les critères qui indiquent que l'organisme se remet normalement et qu'on peut espacer les évaluations.

Douleur durant le travail : facteurs d'influence, soutien, analgésiques et anesthésiques

41. Énumérez les facteurs physiologiques qui contribuent à la douleur à chaque stade du travail.

a) Premier stade.

b) Deuxième stade.

c) Troisième stade.

42. Comment chacun des facteurs suivants influe-t-il sur la perception de la douleur chez la parturiente ?

a) Antécédents culturels.

b) Épuisement.

c) Anxiété.

d) Expériences antérieures.

43. Avant d'administrer des analgésiques durant le travail, l'infirmière recueille toutes les données pertinentes sur la mère, le fœtus et la progression du travail. Quelles conditions doivent être réunies avant l'administration d'analgésiques ?

a) Parturiente.

b) Fœtus.

c) Travail.

L'accouchement à risque

chapitre 12

Toute femme enceinte se demande comment se dérouleront le travail et l'accouchement. Dans la plupart des cas, tout se passe relativement bien, et la cliente accouche d'un bébé en bonne santé – ce qui est évidemment le résultat escompté. Cependant, il arrive que certains problèmes compliquent l'accouchement et menacent le bien-être de la mère, de l'enfant ou des deux à la fois. Ce chapitre traite des complications qui peuvent survenir durant le travail et l'accouchement. Ce chapitre correspond aux chapitres 19 et 20 de *Soins infirmiers en périnatalité.*

Anxiété et peur

1. L'anxiété a des répercussions sur la parturiente et son bébé. Expliquez les effets possibles de l'intensification de l'anxiété et de la peur sur le processus de l'accouchement.

2. Décrivez les signes et symptômes qu'on peut observer chez une parturiente en proie à l'anxiété et à la peur.

3. Formulez au moins un diagnostic infirmier important pour diminuer la peur et l'anxiété de la parturiente.

Arrêt du travail

4. Comparez les effets de l'hypertonie utérine et de l'hypotonie utérine sur la parturiente et le fœtus.

a) Hypertonie utérine.

b) Hypotonie utérine.

5. Définissez le terme *arrêt du travail.*

6. Définissez le terme *suivi actif du travail.*

Travail précipité

7. Qu'entend-on par *travail précipité*?

Grossesse prolongée

8. Pourquoi le fœtus est-il plus exposé aux décélérations variables de la FCF lors d'une grossesse prolongée? Quels autres problèmes peuvent survenir durant le travail et l'accouchement?

Amnio-infusion

9. Pourquoi l'oligoamnios et la décélération de la FCF entraînent-ils un risque accru d'inhalation de méconium chez le fœtus?

Déclenchement artificiel du travail

10. Donnez deux indications du déclenchement artificiel du travail en précisant pourquoi ce procédé peut devenir nécessaire.

a)

b)

11. Lorraine Clavet, gravida 2 para 1, est admise à l'hôpital à 42 semaines de grossesse pour un déclenchement artificiel du travail. Ses membranes sont intactes. L'obstétricien prescrit un MFE continu avec une FCF de référence sur 20 minutes, puis l'administration de 10 unités de Syntocinon dans 1 000 mL de solution de Ringer à 5 % de dextrose. Le Syntocinon doit être administré par pompe à perfusion IV au débit initial de 1 mL/min. Combien de mL/h faudra-t-il pour perfuser 1 mL/min?

12. Décrivez les paramètres physiques indiquant qu'on peut accélérer le débit de la perfusion de Lorraine.

13. Quels problèmes peut entraîner une perfusion de Syntocinon?

14. La perfusion de Syntocinon est installée depuis 2 heures; vous palpez de fortes contractions, et les tracés de MFE présentés dans la figure 12-1 vous fournissent les informations suivantes:

a) FCF de référence: __________ bpm.

b) Présence __________ / absence __________ de variabilité passagère.

c) Présence __________ / absence __________ de variabilité continue.

d) Présence __________ / absence __________ d'accélérations.

e) Fréquence des contractions: __________.

f) Durée des contractions: __________.

g) Compte tenu des données précédentes, devrait-on augmenter le débit de la perfusion de Syntocinon? Justifiez votre décision.

Figure 12-1
Tracés de MFE (6 petits espaces = 1 min).

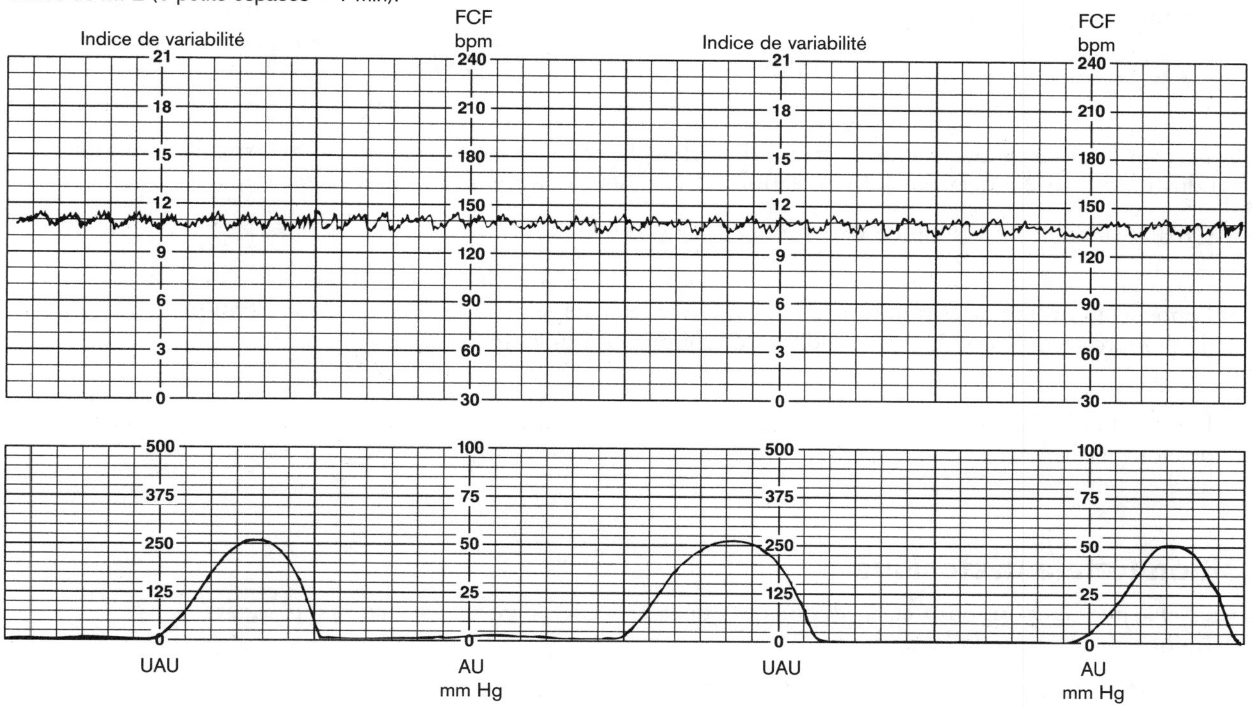

15. La perfusion de Syntocinon se poursuit pendant encore une heure, après quoi vous obtenez les tracés présentés dans la figure 12-2.

a) Quelles interventions infirmières s'imposent immédiatement ?

b) Quelles informations fournies par les tracés vous ont dicté ces interventions infirmières ?

Figure 12-2
Tracés de MFE (6 petits espaces = 1 min).

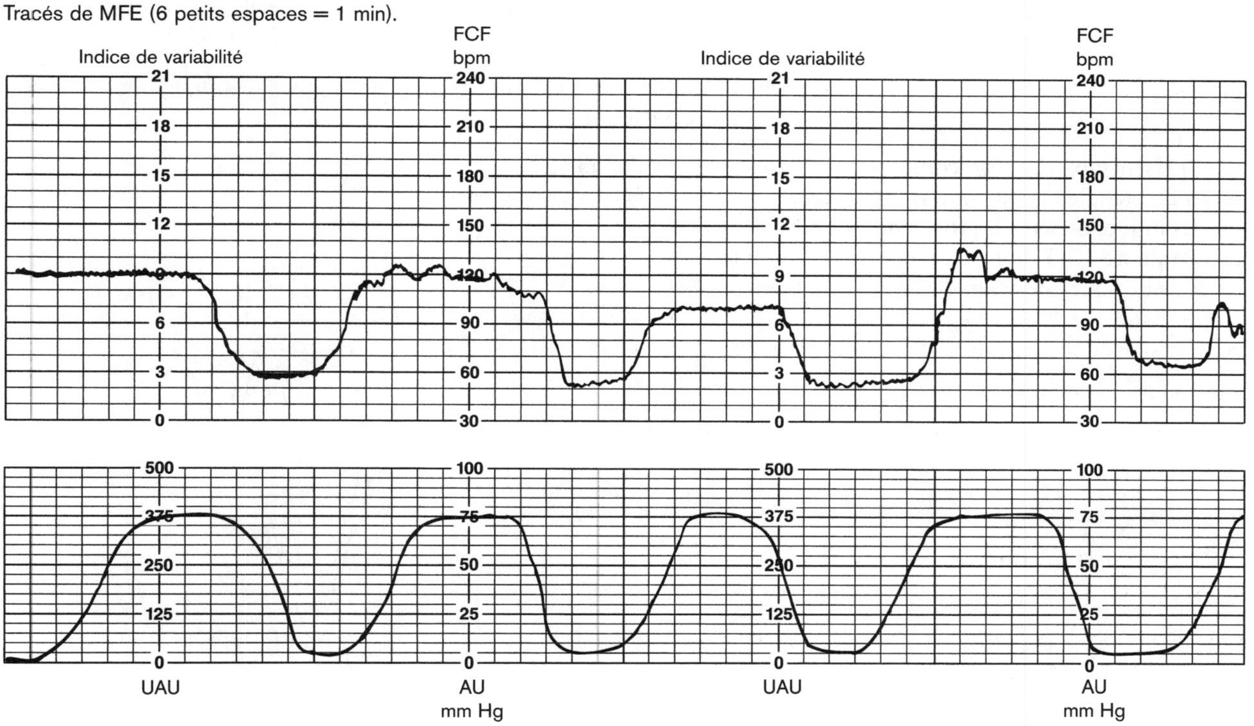

16. L'obstétricien décide de rompre les membranes de Lorraine.

a) Pourquoi a-t-on recours à ce procédé ?

b) Quelles sont les deux évaluations à effectuer immédiatement après la rupture des membranes ?

17. On est sur le point de déclencher le travail de Céline. Le toucher vaginal fournit les informations suivantes : col dilaté de 1 ou 2 cm, effacé à 30 %, station –2, consistance moyenne, position médiane.

a) Quel est l'indice de Bishop de Céline ?

b) Le médecin décide de faire mûrir le col. Décrivez les interventions qu'exige l'administration de dinoprostone (Cervidil ou Prepidil) et de misoprostol (Cytotec).

c) Le travail de Céline progresse et on lui administre une épidurale. Expliquez les principaux aspects des soins infirmiers requis.

Position fœtale dystocique

Associez chacune des positions fœtales dystociques de la colonne de gauche à une ou à plusieurs des définitions de la colonne de droite.

18. _____ Présentation occipito-postérieure

19. _____ Présentation de la face

20. _____ Présentation du front

21. _____ Présentation transverse

a) Le plus grand diamètre antéropostérieur de la tête fœtale se présente dans le bassin maternel.

b) L'épaule, ou acromion, est le repère de la présentation.

c) Il faut faire une césarienne.

d) La parturiente souffre de maux de dos graves.

e) La bascule et la rotation du bassin ou la position génupectorale peuvent transformer une position OP en position OA.

f) Le diamètre antéropostérieur de la tête fœtale est petit, mais l'accouchement vaginal est très risqué pour le bébé.

g) Si le menton est en position postérieure, l'accouchement se fera par césarienne.

22. Une présentation du siège comporte un risque accru de procidence du cordon ombilical. Faites un dessin représentant la procidence du cordon dans la figure 12-3 (utilisez un crayon ou un stylo de couleur pour que votre dessin ressorte bien).

Figure 12-3
Présentation du siège.

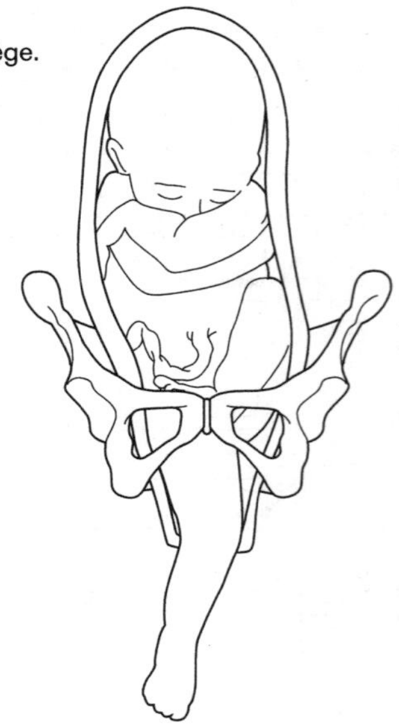

Version externe

23. À 38 semaines de grossesse, on peut pratiquer une version externe pour transformer une présentation du siège en présentation céphalique.

a) Quelles sont les conditions préalables à la version externe ? Expliquez la raison de chacune.

b) Décrivez les interventions infirmières qui s'imposent avant, pendant et après la version.

c) Pourquoi une femme Rh négatif doit-elle recevoir du WinRho ?

d) Quels sont les éléments essentiels de l'enseignement préalable au congé ?

Grossesse multiple

24. Lydia Rufiange en est à sa seconde grossesse. Nommez au moins deux signes ou symptômes pouvant indiquer qu'elle attend des jumeaux.

a)

b)

25. Nommez au moins trois des effets physiques que la grossesse multiple peut produire chez Lydia.

a)

b)

c)

26. Quelles sont les implications d'une grossesse multiple pour les fœtus durant le travail et l'accouchement ?

Souffrance fœtale : liquide amniotique teinté de méconium

27. Pat Jones, gravida 3 para 2, arrive à l'hôpital. Ses contractions se produisent à une fréquence de 2 minutes, durent 60 secondes et sont de forte intensité. Ses membranes se sont rompues spontanément 2 heures plus tôt, et Pat mentionne que le liquide était « verdâtre ». Elle respire bien pendant ses contractions et dit ne pas éprouver de douleur. Vous évaluez la FCF, que vous localisez au-dessus du nombril : elle est de 140 bpm et régulière. Que pourriez-vous soupçonner ?

Mort fœtale intra-utérine

28. Anna Marner, une primipare de 19 ans, appelle le centre de naissance et vous dit qu'elle ne sent plus son bébé bouger depuis 2 jours.

a) Lorsqu'elle arrive, vous procédez à l'admission et vous écoutez la FCF. Vous n'entendez rien à l'échographie Doppler. Elle dit : « Avez-vous entendu mon bébé ? Est-il vivant ? » Que répondez-vous ?

b) Quelle(s) épreuve(s) diagnostique(s) vous attendez-vous à ce qu'on lui prescrive ?

Problèmes placentaires

Associez chacun des problèmes placentaires de la colonne de gauche à une ou à plusieurs des descriptions de la colonne de droite.

29. _____ Décollement prématuré du placenta (marginal)

30. _____ Décollement prématuré du placenta (central)

31. _____ Placenta prævia (recouvrant)

a) Écoulement vaginal de sang rouge clair, indolore.

b) Écoulement vaginal de sang rouge foncé ; parfois accompagné de douleur.

c) Utérus sensible et irritable.

d) Tonus utérin normal.

e) Tonus utérin de repos accru entre les contractions.

f) Risque accru de CIVD.

32. Claire Samson est admise à l'hôpital à 38 semaines de grossesse pour un décollement placentaire. Pourquoi présente-t-elle un risque accru de CIVD et d'hypofibrinogénémie ?

Embolie amniotique

33. Mme Lamy, 28 ans, gravida 2 para 1, est en travail actif. Soudain, elle présente les signes et symptômes d'une embolie amniotique.

a) Quels sont ces signes et symptômes ?

b) L'embolie amniotique est plus fréquente en cas de ________________________.

c) Décrivez le traitement clinique qui s'impose dans l'immédiat pour Mme Lamy.

Hydramnios

34. On diagnostique un hydramnios lorsqu'il y a plus de ______ mL de liquide amniotique dans l'utérus.

35. Nommez trois problèmes fœtaux associés à l'hydramnios en précisant comment on peut détecter chacun d'entre eux.

	Problème	Méthode de détection
a)		
b)		
c)		

Oligoamnios

36. Quel type de décélération de la FCF peut-on observer en cas d'oligoamnios ? Pourquoi ?

Disproportion fœtopelvienne

37. À quelle vitesse le col devrait-il normalement se dilater ?

38. Comment devrait progresser la descente fœtale ?

39. Dans quels cas devrait-on pratiquer une césarienne ?

Accouchement à l'aide de forceps

40. Donnez trois indications de l'application basse de forceps lors d'un accouchement vaginal.

a)

b)

c)

41. Expliquez les interventions infirmières nécessaires durant un accouchement avec application basse de forceps, y compris l'enseignement à dispenser.

42. Les nouveaux parents que vous avez soutenus hier soir durant un accouchement à l'aide de forceps vous arrêtent dans le corridor et vous demandent pourquoi leur bébé a un côté du visage enflé et contusionné, et si cela va disparaître. Que leur dites-vous ?

Accouchement à l'aide d'une ventouse obstétricale

43. On peut utiliser une ventouse obstétricale plutôt que des forceps.

a) Expliquez le fonctionnement de la ventouse obstétricale.

b) Pourquoi le bébé risque-t-il d'avoir une bosse sérosanguine ? Que doit inclure l'enseignement aux parents au sujet de cette bosse sérosanguine ?

c) Décrivez l'enseignement nécessaire avant l'utilisation de la ventouse obstétricale. (Donnez l'information relative tant à la mère qu'au nouveau-né.)

Césarienne

44. Christine Deneau, 24 ans, gravida 2 para 1, est admise à l'hôpital à 30 semaines de grossesse pour une deuxième césarienne, la première ayant été pratiquée d'urgence à la suite d'une hémorragie consécutive à un placenta prævia recouvrant. Le ratio L/S est de 2,5 :1, et il y a présence de phosphatidylglycérol.

a) Décrivez la préparation de l'abdomen et du périnée.

b) Décrivez le procédé d'installation d'une sonde vésicale à demeure. En quoi la descente de la tête fœtale peut-elle avoir des répercussions sur l'insertion de la sonde ?

c) Quel enseignement devez-vous dispenser quant à ce qui devrait se passer avant et après l'intervention ?

45. Lors des soins infirmiers postopératoires de Christine, vous posez le diagnostic infirmier suivant : *recherche d'un meilleur niveau de santé reliée au manque de connaissances sur les soins postopératoires.* Vous formulez l'objectif suivant : « La cliente aura reçu toute l'information nécessaire sur les soins postopératoires » et vous déterminez les interventions infirmières qui vous permettront d'atteindre cet objectif. Décrivez les données objectives qui vous permettront d'évaluer l'efficacité de votre enseignement.

46. Le surlendemain de l'intervention, Christine vous dit : « Je sais que cette césarienne était nécessaire et que je n'ai rien fait de mal, mais j'ai tout de même l'impression d'avoir échoué. » Que lui dites-vous ?

47. Décrivez quelques mesures à prendre pour aider le père à se sentir plus à l'aise durant une césarienne.

Accouchement vaginal après une césarienne (AVAC)

48. Macha Sarrasin a subi une césarienne lors de son premier accouchement. Elle vous demande si elle pourra avoir un accouchement vaginal la prochaine fois.

a) Quelles contre-indications pourraient l'en empêcher ?

b) Si elle a un AVAC la prochaine fois, quelles complications surveillera-t-on étroitement ?

L'adaptation physiologique, l'évaluation, les besoins et les soins du nouveau-né

chapitre 13

L'infirmière qui travaille en néonatologie évalue le développement néonatal, repère les variations courantes chez chaque nouveau-né et décèle les anomalies. Elle détermine les interventions infirmières requises dans l'immédiat, évalue les besoins quotidiens initiaux du nourrisson, y compris son alimentation (au sein ou au biberon), et dispense l'enseignement requis pour assurer un retour réussi à la maison. Ce chapitre correspond aux chapitres 21, 22, 23 et 24 de *Soins infirmiers en périnatalité.*

Adaptation physiologique

1. Quelle position adoptent la plupart des nouveau-nés ? Pourquoi ?

2. Expliquez comme vous le feriez à une nouvelle mère ce qu'est l'ictère physiologique du nouveau-né, en précisant pourquoi le moment de son apparition a de l'importance.

3. Décrivez le niveau de développement escompté des capacités sensorielles suivantes chez le nouveau-né :

Sens	Méthode d'évaluation	Observations
Ouïe		
Toucher		
Goût/succion		
Odorat		
Douleur		

Période de réactivité

4. Laquelle des descriptions suivantes du comportement du nouveau-né caractérise la deuxième période de réactivité ?

a) Demeure éveillé et attentif pendant 4 à 6 heures ; présence de signes de faim, de succion, de déglutition.

b) Difficile à réveiller ; demeure éveillé pendant 2 à 4 heures ; présence de bruits intestinaux.

c) Yeux ouverts ; demeure éveillé pendant 30 minutes ; fort réflexe de succion.

d) Visage détendu, respiration régulière et profonde, sursauts occasionnels.

5. Pourquoi est-il important de déterminer l'âge gestationnel de tous les nouveau-nés ?

Évaluation de l'âge gestationnel

La détermination de l'âge gestationnel du nouveau-né fait partie du protocole d'admission.
Déterminez l'âge gestationnel de Lili à l'aide de l'échelle d'évaluation de Ballard (figure 13-1).

L'examen physique de Lili permet les observations suivantes sur sa maturité physiologique : sa peau est craquelée et présente une zone pâle ; certaines zones sont dépourvues de lanugo ; les bourgeons mammaires ont entre 1 et 2 mm et l'aréole est piquetée ; les oreilles, bien formées et fermes, se rétractent instantanément ; les plis plantaires s'étendent sur les deux tiers antérieurs de la plante des pieds ; les grandes lèvres couvrent complètement les petites lèvres et le clitoris. L'examen neuromusculaire révèle une posture au repos avec flexion des bras, des cuisses et des hanches, une flexion du poignet de 0°, un retour en flexion du bras à un angle de 90° à 100°, un angle poplité de 110°, un signe de l'écharpe avec coude à la ligne médiane et un score de 4 pour l'extension talon-oreille.

À la naissance, Lili pesait 3 202 g et mesurait 49 cm ; son périmètre crânien était de 33,5 cm.

6. Le score de Ballard de Lili est de (a) _____, ce qui correspond à un âge gestationnel de (b) _____ semaines.

Figure 13-1

ÉVALUATION ET CLASSIFICATION DE LA MATURITÉ DU NOUVEAU-NÉ

ESTIMATION DE L'ÂGE GESTATIONNEL
Symboles : X = 1er examen O = 2e examen

MATURITÉ NEUROMUSCULAIRE

	−1	0	1	2	3	4	5
Posture							
Flexion du poignet	>90°	90°	60°	45°	30°	0°	
Retour des bras		180°	140°–180°	110°–140°	90°–110°	<90°	
Angle poplité	180°	160°	140°	120°	100°	90°	<90°
Signe de l'écharpe							
Talon-oreille							

MATURITÉ PHYSIQUE

Peau	Collante, friable, transparente	Rouge, gélatineuse, translucide	Douce, rose, veines visibles	Rose, desquamation superficielle et/ou rash, quelques veines	Rose pâle, zone fissurée pâle, veines rares	Fissures profondes de type parcheminé, pas de veines	Parcheminée, fissurée, ridée
Lanugo	Aucun	Clairsemé	Abondant	Mince	Zones nues	Clairsemé	
Plis plantaires	Talon-orteil 40-50 mm : −1 < 40 mm : −2	>50 mm Plis absents	Plis peu prononcés, marques rouges	Plis antérieurs transverses seulement	2/3 des plis antérieurs	Plis sur toute la plante	
Tissu mammaire	Invisible	À peine visible	Aréole plate, sans bourgeon	Aréole ponctuée, bourgeon de 1-2 mm	Aréole surélevée, bourgeon de 3-4 mm	Aréole mature, bourgeon de 5-10 mm	
Oreilles et yeux	Paupières fusionnées Lâchement : −1 Fermement : −2	Paupières ouvertes. Pavillon de l'oreille plat, reste plié	Pavillon peu incurvé, mou, rétraction lente	Pavillon bien incurvé, mou, rétraction rapide	Formé et ferme, rétraction instantanée	Cartilage épais, oreille rigide	
Organes génitaux masculins	Scrotum plat, lisse	Scrotum vide, pas de plis	Testicules dans le canal supérieur, plis rares	Testicules descendants, quelques plis	Testicules descendus, nombreux plis	Testicules tombants, plis profonds	
Organes génitaux féminins	Clitoris proéminent, lèvres plates	Clitoris proéminent, petites lèvres minuscules	Clitoris proéminent, petites lèvres visibles	Grandes et petites lèvres également proéminentes	Grandes lèvres bien développées, petites lèvres réduites	Clitoris et petites lèvres entièrement recouverts	

Âge gestationnel selon les dates (semaines) ____

Heure de naissance ____ h ____

APGAR : 1 min = ____ 5 min = ____

SCORE DE MATURITÉ

Score	Semaines
−10	20
−5	22
0	24
5	26
10	28
15	30
20	32
25	34
30	36
35	38
40	40
45	42
50	44

TOTAL DES POINTS

	1er examen = X	2e examen = O
Estimation de l'âge gestationnel	____ semaines	____ semaines
Moment de l'examen	Date : ____ Heure : ____	Date : ____ Heure : ____
Âge à l'examen	____ heures	____ heures
Signature de la personne ayant effectué l'examen		

7. Mettez en corrélation l'âge gestationnel de Lili et son poids pour déterminer si elle est hypotrophique, eutrophique ou hypertrophique (macrosomique).

Inscrivez la taille, le poids et le périmètre crânien de Lili sur la figure 13-2.

Figure 13-2

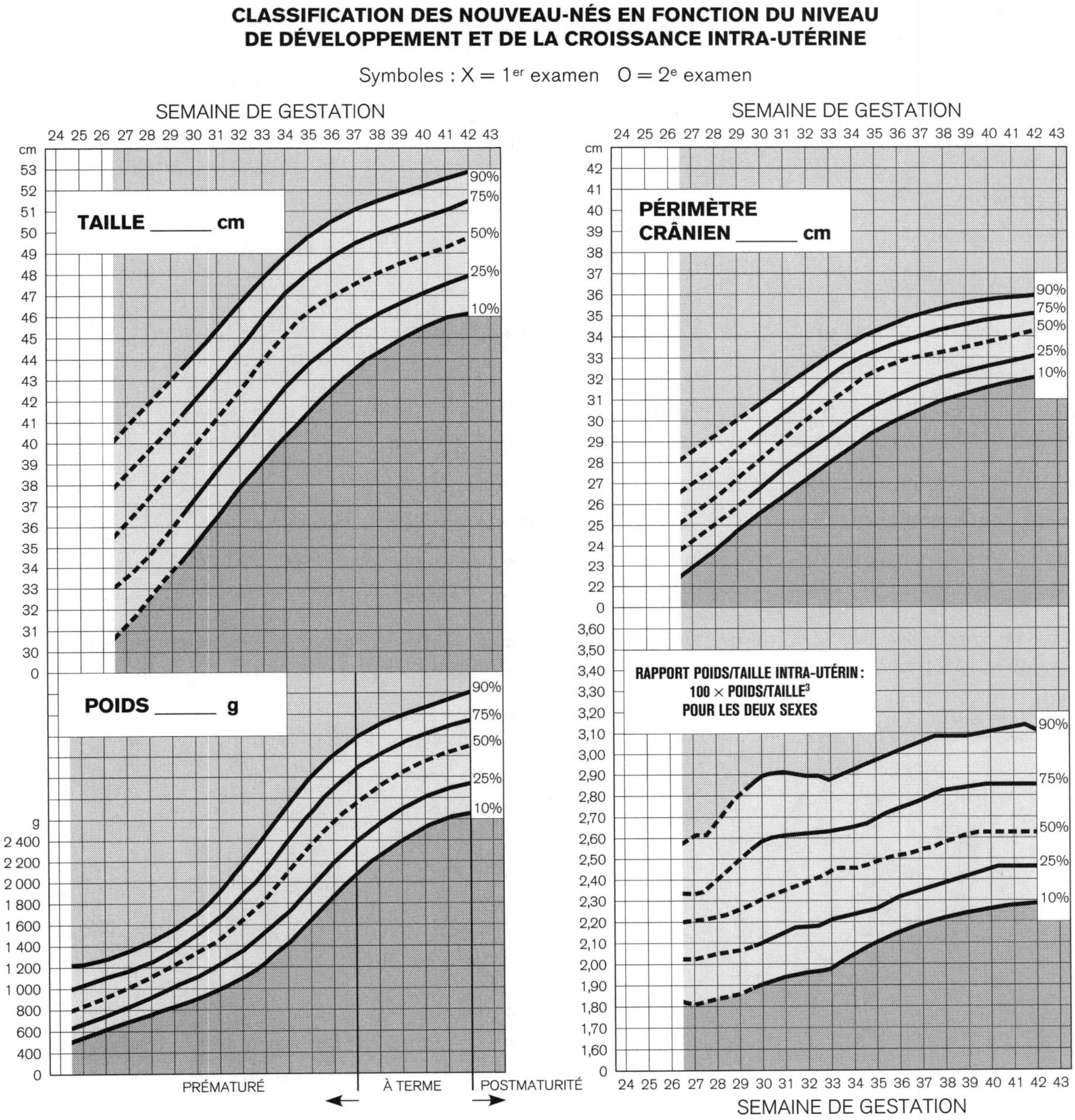

	1er examen = X	2e examen = O
HYPERTROPHIQUE (MACROSOMIQUE)		
EUTROPHIQUE		
HYPOTROPHIQUE		
Âge au moment de l'examen	heures	heures
Signature de la personne ayant effectué l'examen		

Évaluation initiale

8. Donnez les valeurs normales pour chacune des données suivantes recueillies lors de l'évaluation initiale du nouveau-né.

Données recueillies	**Valeurs normales**
a) Température	
b) Pouls	
c) Respirations	
d) Tension artérielle	
e) Poids moyen	
f) Taille moyenne	
g) Périmètre crânien	
h) Périmètre thoracique	

9. La perte de poids habituelle au cours des 3 à 4 premiers jours de vie chez un bébé né à terme est de ________ pour cent.

10. Tracez sur la figure 13-3 des lignes pointillées indiquant les endroits où vous mesureriez le crâne et le thorax du nouveau-né.

11. Lequel des énoncés suivants définit le mieux un céphalhématome ?

a) Œdème diffus du cuir chevelu résultant de la compression des vaisseaux sanguins locaux.

b) Épanchement de sang entre la surface d'un os crânien et sa membrane périostique.

c) Déformation crânienne temporaire résultant de la pression de l'accouchement.

12. Tracez sur la figure 13-4 une série de cercles numérotés indiquant la façon correcte d'ausculter les poumons du nouveau-né. Mettez un X à l'endroit où vous placeriez votre stéthoscope pour prendre le pouls apexien.

Figure 13-3
Mesure du crâne et du thorax du nouveau-né.

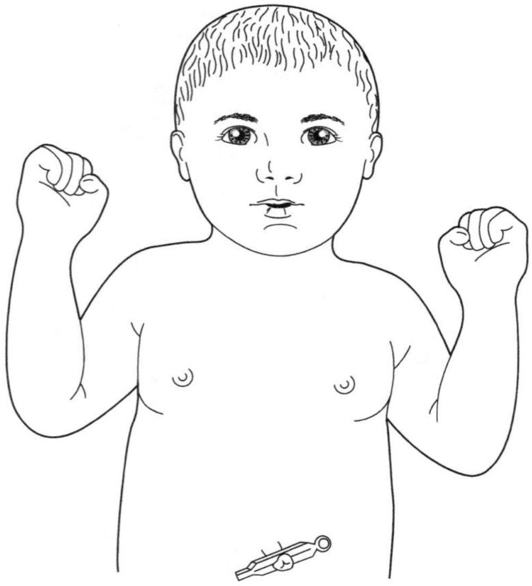

Figure 13-4
Auscultation des poumons et du cœur du nouveau-né.

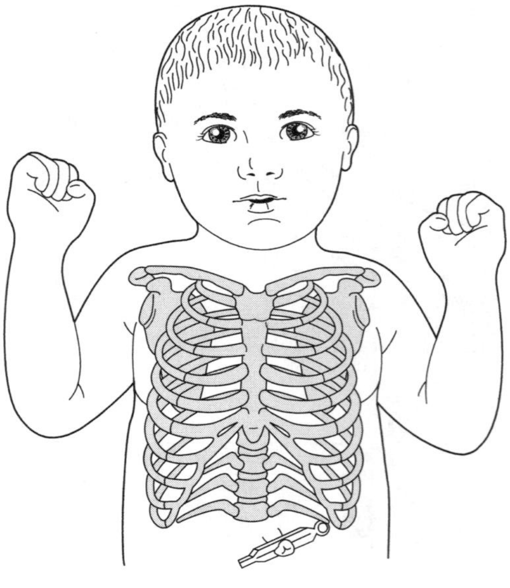

Examen physique du nouveau-né

13. Le nouveau-né a divers réflexes. Remplissez le tableau suivant.

Réflexe	Description	Déclenchement	Âge à la disparition
Réflexe de Moro			
Réflexe tonique du cou			
Réflexe des points cardinaux			
Réflexe de préhension			
Réflexe de marche automatique			
Autres réflexes			

14. Pourquoi les mains et les pieds du nouveau-né sont-ils souvent froids ?

Soins du nouveau-né à la naissance et au cours des quatre heures qui suivent

Vous entrez dans la chambre de naissance pour rencontrer René et ses parents. René est âgé de 20 minutes ; il est calme et attentif aux interactions avec sa mère.

15. Quels sont les sept points essentiels concernant la période prénatale, le travail et l'accouchement, et le post-partum immédiat sur lesquels vous devriez vous informer ? Expliquez pourquoi.

a)
b)
c)
d)
e)
f)
g)

16. Énumérez en ordre de priorité huit interventions infirmières que vous effectueriez durant les 4 premières heures de la vie du nouveau-né (période de transition).

a)
b)
c)
d)
e)
f)
g)
h)

17. Pourquoi administre-t-on une dose prophylactique de vitamine K_1 aux nouveau-nés ?

18. Pensée critique en action: Prakash, un garçon de 3 450 g, se présentait par le siège lors de l'accouchement; à 1 minute de vie, son indice d'Apgar est de 7. Sa mère, Mme Balasubraniyam, souhaite l'allaiter immédiatement.

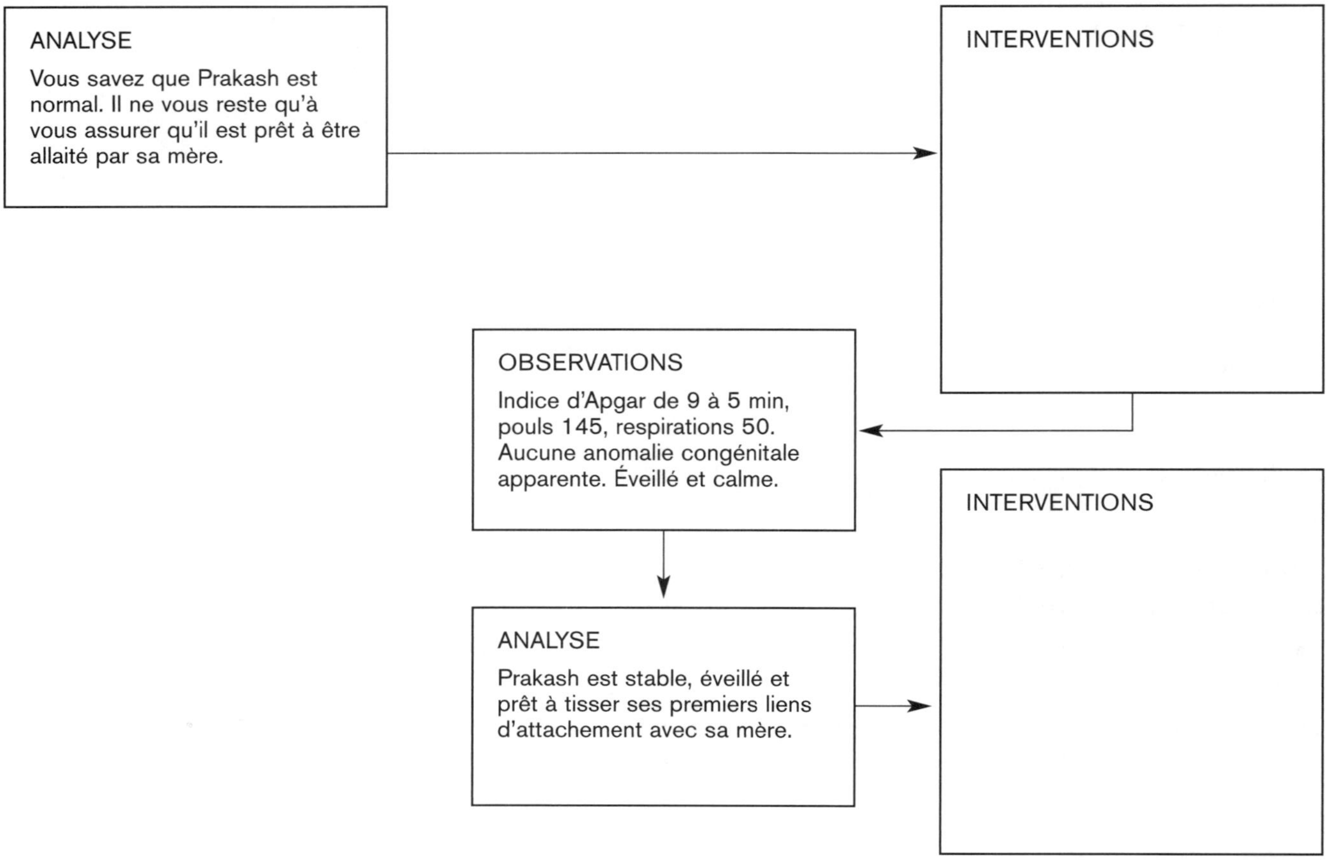

19. Le traitement oculaire prophylactique administré au nouveau-né au cours du post-partum immédiat vise à prévenir (a) ____________________, causée par (b) ____________________.

20. Alors que vous travaillez à la pouponnière, vous remarquez que la peau de René, âgé de 5 heures, a pris une coloration bleutée. En l'examinant de plus près, vous découvrez une grande quantité de mucosités écumeuses dans sa bouche. Quel est votre diagnostic infirmier? Quelles interventions infirmières s'imposent dans l'immédiat?

René a bien traversé la période de transition; il est maintenant âgé de 6 heures et continue de bien s'adapter à la vie extra-utérine.

Évaluation quotidienne du nouveau-né

21. Vous êtes l'infirmière chargée des soins à la mère et au nouveau-né. Énumérez six points qui font l'objet de votre évaluation quotidienne de chaque nouveau-né.

a)

b)

c)

d)

e)

f)

22. René a maintenant 12 heures. Comme vous commencez à changer sa couche, il urine. Que devriez-vous observer relativement à sa diurèse ?

23. Si René n'avait toujours pas uriné 24 heures après l'accouchement, à quelles évaluations auriez-vous procédé ?

24. Combien d'heures après la naissance René devrait-il normalement faire ses premières selles ? Quelle devrait être leur apparence ?

Allaitement au sein

25. Hélène Montoya, la mère de René, souhaiterait allaiter son bébé au sein, mais elle hésite : « J'ai tellement de questions à ce sujet, vous dit-elle, que je ne sais pas par où commencer. J'ai l'impression que je n'y arriverai jamais. » Formulez un diagnostic infirmier qui pourrait s'appliquer à ce cas.

26. Vous restez avec Hélène, répondez à ses questions et l'aidez à allaiter. Lorsqu'elle semble à l'aise, vous quittez la chambre, mais venez vous assurer de temps à autre que tout va bien. Plus tard dans la matinée, alors que le bébé dort, vous revenez auprès d'elle pour lui donner d'autres informations sur l'allaitement au sein. Que lui dites-vous sur les points suivants ?

a) Biberons de complément.

b) Extraction et conservation du lait maternel.

c) Influence du milieu sur le succès de l'allaitement.

d) Prise de médicaments pendant la période d'allaitement.

e) Groupes de soutien.

27. **Planification des soins infirmiers :** Lisez le scénario suivant, dégagez les données pertinentes, formulez le diagnostic infirmier approprié et remplissez le plan de soins.

Scénario : Carole est une jeune mère qui allaite pour la première fois. Kim, sa petite fille âgée d'un jour, a du mal à saisir le sein. Kim est éveillée, mais lorsqu'elle est près du sein, elle agite la tête d'avant en arrière, la bouche ouverte. Elle devient plus agitée, arque son corps et pleure. Carole souhaite vraiment allaiter au sein et dit craindre un échec.

Problèmes à traiter en collaboration : ____________________

Diagnostic infirmier : ____________________

Caractéristiques : ____________________

____

Objectifs/Résultats escomptés	Interventions infirmières	Évaluation de l'atteinte des objectifs
Formulation des objectifs :	Évaluation et analyse de la situation :	

Objectifs/résultats escomptés	Interventions infirmières	Évaluation de l'atteinte des objectifs
OU	Interventions :	
La cliente / le conjoint réussit à :	Intervention prioritaire	
	Autres interventions	

À 3 jours, Amanda, nourrie au biberon, a perdu 200 g depuis sa naissance ; elle pèse maintenant 3 175 g. Lors d'un suivi téléphonique, sa mère vous dit qu'elle s'inquiète parce qu'Amanda ne prend que 45 mL à chaque boire.

28. Que lui répondrez-vous ?

29. Énumérez au moins cinq points à inclure dans un plan d'enseignement visant à aider la mère d'Amanda à réussir l'alimentation au biberon.

a)

b)

c)

d)

e)

Enseignement préalable au congé / Préparation des soins à domicile

30. Vous vous apprêtez à présenter un plan d'enseignement préalable au congé du nouveau-né. Énumérez-en les composantes essentielles.

31. L'infirmière évalue les résultats de l'enseignement préalable au congé. Lequel des énoncés suivants indique que les parents comprennent quand il faut prendre la température d'un nourrisson ?

a) « Nous devons prendre sa température seulement lorsqu'il présente des signes de maladie. »

b) « Nous devons prendre sa température axillaire tous les jours. »

c) « Nous devons prendre sa température rectale seulement lorsqu'il est assez malade pour nous amener à consulter le médecin. »

d) « Nous devons prendre sa température seulement lorsqu'il est chaud au toucher. »

32. Quels examens de dépistage et quelle immunisation peuvent s'imposer avant le congé ?

33. Décrivez brièvement certaines des pratiques culturelles en matière de soins au nouveau-né que vous avez observées dans votre famille ou ailleurs.

Le nouveau-né à risque : problèmes de santé présents à la naissance

chapitre 14

La plupart des grossesses se terminent par la naissance de bébés à terme et en bonne santé. Cependant, certains bébés présentent des risques découlant de problèmes antérieurs à l'accouchement et reliés à l'altération du milieu intra-utérin. Une intervention infirmière précoce peut alors améliorer considérablement le pronostic néonatal. Ce chapitre traite des facteurs qui contribuent à la naissance d'un bébé à risque, des méthodes utilisées pour évaluer son état et des problèmes qui le menacent. Ce chapitre correspond au chapitre 25 de *Soins infirmiers en périnatalité.*

Classification des nouveau-nés à risque

1. Nommez six facteurs maternels qui contribuent à la naissance d'un bébé à risque.

a)

b)

c)

d)

e)

f)

2. Lorsqu'elle évalue les risques que présente un nouveau-né, l'infirmière doit savoir que :

a) tout bébé ayant un poids de naissance de moins de 2 500 g est prématuré.

b) le risque de morbidité néonatale du bébé hypertrophique est minime.

c) l'âge gestationnel est l'un des critères d'évaluation du risque de mortalité.

d) les bébés prématurés et hypotrophiques sont ceux qui présentent le risque de mortalité le plus élevé.

3. Bébé Jules, jumeau B, dont l'âge gestationnel se situe entre 36 et 37 semaines, pèse 1 500 g. Où le situez-vous dans la classification des nouveau-nés et des risques de mortalité néonatale ?

Nouveau-né hypotrophique

4. Énumérez quatre causes maternelles de l'hypotrophie du nouveau-né.

a)

b)

c)

d)

5. Décrivez les complications potentielles associées à l'hypotrophie du nouveau-né.

Nouveau-né de mère diabétique

6. À la naissance, l'âge gestationnel de Maxime est de 36 semaines, et il pèse 4 128 g. Son dossier indique que sa mère souffre de diabète de classe C. Quelles caractéristiques physiques vous attendez-vous à observer chez Maxime ?

7. Quelles épreuves diagnostiques doit-on faire passer à Maxime et selon quel horaire ?

8. Quels signes vous indiqueraient que Maxime est en état d'hypoglycémie (voir le chapitre 26) ?

9. Nommez les interventions infirmières que vous effectueriez en vue d'évaluer et de traiter cette hypoglycémie (voir le chapitre 26).

Nouveau-né postmature

10. Décrivez le tableau clinique d'un nouveau-né postmature.

11. Décrivez les complications potentielles de la postmaturité.

Nouveau-né prématuré

12. Énumérez quatre des principales causes de la prématurité.

a) c)

b) d)

13. Laquelle des observations suivantes caractérise un prématuré qui a un âge gestationnel de 34 semaines ?

a) Cuir chevelu couvert d'un duvet soyeux.

b) Peau entièrement couverte de lanugo, sauf au visage.

c) Plis plantaires recouvrant les deux tiers antérieurs du pied.

d) Deux tiers supérieurs du pavillon de l'oreille légèrement incurvés.

14. Un bébé prématuré arrive à la pouponnière. Quels sont les trois premiers points à évaluer ?

a)

b)

c)

15. Lorsqu'un nouveau-né fait une crise d'apnée, la première chose à faire pour l'infirmière est :

a) d'appliquer une légère stimulation tactile.

b) d'appeler le médecin.

c) d'augmenter la concentration de l'oxygène administré.

d) de faire une aspiration nasale et buccale avec une poire.

16. Quelle est la complication la plus couramment associée à la prématurité ?

a) La dysplasie bronchopulmonaire.

b) Les crises d'apnée.

c) La persistance du canal artériel.

d) Le syndrome de détresse respiratoire.

Nouveau-né de mère toxicomane

17. Caroline, une nouveau-née de 2 jours qui pèse 3 100 g, est en observation parce que sa mère, âgée de 18 ans, a consommé de l'héroïne durant toute sa grossesse. Énumérez six symptômes de sevrage que vous pourriez observer chez Caroline.

a)

b)

c)

d)

e)

f)

18. Les soins infirmiers destinés à un nouveau-né héroïnomane en sevrage incluent :

a) l'administration de méthadone et l'évaluation fréquente des signes vitaux.

b) l'évaluation fréquente des signes vitaux et l'emmaillotement dans une couverture douillette.

c) des soins méticuleux de la peau et du périnée, et des stimulations tactiles fréquentes.

d) des stimulations tactiles minimales et des vêtements lâches et non contraignants.

19. Durant une rencontre préparatoire à la grossesse, une participante demande à l'infirmière si la consommation d'un verre de vin par jour peut nuire au fœtus. Quelle est la réponse la plus appropriée ?

a) Pour que le nouveau-né ne souffre pas des effets du sevrage, on ne doit consommer aucun alcool pendant les trois derniers mois de la grossesse.

b) Les trois premiers mois de grossesse sont les plus critiques pour le développement fœtal, aussi on ne devrait consommer aucun alcool durant cette période.

c) Comme cette quantité d'alcool est minime, elle ne devrait pas faire de mal au fœtus.

d) On ne connaît pas la consommation minimale d'alcool qui serait sans danger durant la grossesse.

Nouveau-né exposé au VIH

20. Les interventions infirmières destinées à un bébé exposé au VIH incluent :

a) un milieu calme et un éclairage tamisé.

b) l'alimentation avec une préparation lactée de 24 cal/30 mL (24 cal/oz).

c) des manipulations délicates et fréquentes.

d) un emmaillotement étroit.

21. Que doit-on recommander aux parents d'un nouveau-né qui a été exposé au VIH pour ce qui est des soins à domicile ?

Le nouveau-né à risque : problèmes de santé associés à la naissance

chapitre 15

Ce chapitre traite de bon nombre des problèmes qui peuvent affliger les nouveau-nés à risque élevé, et plus particulièrement des soins infirmiers qu'ils requièrent : évaluations et interventions, et évaluation de l'efficacité des soins. Il arrive que des nouveau-nés présentent de graves problèmes durant les premières heures ou les premiers jours de leur vie. Certains facteurs de risque maternels ou fœtaux peuvent être décelés durant la grossesse, mais, dans d'autres cas, les risques découlent de traumas ou de complications qui surviennent durant le travail et l'accouchement. Ce chapitre correspond au chapitre 26 de *Soins infirmiers en périnatalité.*

Réanimation

Outre le maintien de la chaleur corporelle, les soins immédiats de tout nouveau-né à risque visent essentiellement à déterminer la nécessité d'une réanimation.

1. Joële Meloche, qui a des antécédents de mort fœtale de cause indéterminée à 8 mois de grossesse, accouche d'un garçon, après un prélèvement de sang de cuir chevelu indiquant un pH sanguin de 7,22. Quelle est, pour l'infirmière, la *première* étape de la réanimation du nouveau-né ?

a) Insérer une sonde nasogastrique.

b) Aspirer les sécrétions présentes dans le nasopharynx et l'oropharynx.

c) Dilater les poumons par pression positive.

d) Ouvrir les voies respiratoires en plaçant le nouveau-né en position de « renifleur ».

2. Vous assistez à la venue au monde d'un bébé postmature (âge gestationnel de 43 semaines et demie), qui a présenté des décélérations précoces durant le travail. Lors de la rupture des membranes, on a noté la présence de liquide amniotique jaune-vert.

a) Ce bébé risque-t-il d'avoir un problème néonatal ? Si oui, lequel ?

b) Quelles manœuvres de réanimation doit-on entreprendre dès que la tête et le visage du bébé émergent du corps de sa mère ?

c) Quelle autre intervention ou manœuvre de réanimation vous attendez-vous à ce qu'on entreprenne dès que le bébé sera né ?

3. Pensée critique au défi : Vous assistez à la venue au monde de Céleste, un bébé de 3 200 g à terme. Il s'agit d'un accouchement vaginal, et le liquide amniotique est clair bien que légèrement teinté de méconium. Dès que Céleste émerge du corps de sa mère, on aspire ses sécrétions. Moins de 30 secondes plus tard, elle pleure vigoureusement.

Céleste aura-t-elle besoin d'autres mesures de réanimation ?

a) Oui b) Non

Expliquez votre réponse :

4. Maria, une primigeste de 20 ans, donne naissance à Julio, qui pèse 1 580 g et dont l'âge gestationnel est de 35 semaines. Julio commence à donner des signes de détresse respiratoire. Déterminez l'ordre de priorité des interventions infirmières suivantes.

1. Prévenir le médecin.
2. En présence de cyanose, donner de l'oxygène.
3. Noter l'heure, les symptômes et leur gravité, et l'effet de l'administration d'oxygène sur le soulagement des symptômes de détresse respiratoire.
4. Appliquer les électrodes du moniteur.
5. Assurer le dégagement des voies respiratoires.

a) 2, 1, 5, 4, 3. b) 5, 1, 2, 3, 4. c) 4, 2, 5, 1, 3. d) 5, 2, 1, 4, 3.

Syndrome de détresse respiratoire

Ève est née à 22 h 30. Son âge gestationnel est de 34 semaines, et elle pèse 1 587 g. Son indice d'Apgar étant de 3 à 1 minute, elle a dû être réanimée par intubation et administration d'oxygène. À son admission à l'unité néonatale de soins intensifs, les valeurs de ses signes vitaux sont : pouls : 150, respirations : 50, température rectale : 35,7 °C. On la place sous la chaleur radiante et on insère un cathéter ombilical artériel pour une perfusion IV.

5. Vous devez rechercher chez Ève les signes de détresse respiratoire. Énumérez six de ces signes.

a)

b)

c)

d)

e)

f)

6. Trois facteurs prédisposent Ève au syndrome de détresse respiratoire. Lesquels ?

a)

b)

c)

7. Il est maintenant 2 h, et Ève présente des signes de détresse respiratoire. On lui administre de l'air réchauffé et de l'oxygène humidifié à 70 % sous la tente à oxygène. Pourquoi lui administrer de l'air réchauffé et de l'oxygène humidifié ?

8. Vous consignez au dossier de Ève les données suivantes : respirations : 65/min ; pouls apexien : 152-176/min ; gaz artériels : pH de 7,3, PO_2 de 55 mm Hg, PCO_2 de 69 mm Hg. Quelles sont vos responsabilités pendant l'administration d'oxygène ?

Stress hypothermique

Comme la température corporelle des bébés à risque est souvent instable, on doit s'efforcer de les maintenir dans un milieu thermique neutre pour éviter le stress hypothermique.

9. Quels sont les changements métaboliques et les problèmes que risque d'entraîner le stress hypothermique ?

Ictère néonatal

10. Décrivez les caractéristiques de l'ictère pathologique :

a) Causes possibles.

b) Moment de l'apparition.

c) Taux de bilirubine chez le nouveau-né à terme et chez le prématuré.

11. Pensée critique en action : Vous êtes infirmière à l'unité mère-enfant et vous vous occupez de Francine et de son nouveau-né. Alice a 24 heures et pèse 3 230 g. Or, lors de votre évaluation initiale et en lui prodiguant des soins, vous remarquez qu'Alice présente un ictère.

ANALYSE

S'agit-il d'une hyperbilirubinémie (ictère) physiologique ou pathologique, ou la coloration jaune de sa peau est-elle plutôt liée à l'allaitement maternel ou à une infection ?

INTERVENTIONS

Quelles évaluations vous permettraient de déterminer la cause de l'ictère d'Alice ?

OBSERVATIONS

Le groupe sanguin de la mère d'Alice est O négatif, et celle-ci n'a reçu aucun soin prénatal; on vient tout juste de prescrire des immunoglobulines anti-D. De plus, l'ictère d'Alice est visible sur le visage et la partie supérieure du tronc, et l'enfant est léthargique.

ANALYSE

Alice souffre d'une maladie hémolytique résultant d'une incompatibilité Rh.

INTERVENTIONS

D'après vos observations, quelles sont les épreuves de laboratoire nécessaires ?

OBSERVATIONS

Le groupe sanguin d'Alice est O positif. Bilirubine indirecte : 222 µmol/L ; test de Coombs direct positif ; hématocrite à 0,55 ; indices globulaires normaux.

ANALYSE

Une fois ces données transmises à l'infirmière praticienne, Alice recevra probablement une photothérapie, et on surveillera son taux de bilirubine.

INTERVENTIONS

Décrivez les soins que vous dispensez à Alice pendant sa photothérapie.

12. Lorsqu'elle constate chez un nouveau-né en photothérapie une diurèse accrue et des selles molles ou diarrhéiques, l'infirmière doit:

a) diminuer l'intensité de la lumière irradiante.

b) cesser immédiatement la photothérapie.

c) prendre des mesures d'isolement.

d) surveiller les signes cliniques de déshydratation.

13. Pendant la séance de photothérapie, le bébé:

a) doit être dévêtu et porter des lunettes de protection.

b) doit être dévêtu, avoir les organes génitaux couverts et porter des lunettes de protection.

c) doit rester en permanence sous la lumière jusqu'à la fin du traitement.

d) ne doit pas être dérangé par les visites fréquentes de ses parents.

Anémie et polycythémie

14. Parmi les interventions infirmières suivantes, laquelle est la plus susceptible de figurer dans le plan de soins infirmiers d'un nouveau-né anémique?

a) L'administration d'oxygène.

b) L'administration d'un bolus de gluconate de calcium par voie intraveineuse.

c) La gestion des séances de photothérapie.

d) La surveillance des fonctions cardiaque et respiratoire.

15. Chez un nouveau-né atteint de polycythémie, lequel des résultats suivants indiquerait que le traitement médical est efficace?

a) Hématocrite du sang veineux de 0,70.

b) Hématocrite du sang veineux de 0,55.

c) Taux de calcium sérique de 2 mmol/L.

d) Hémoglobine du sang veineux de 250 g/L.

Infections néonatales

16. Vous vous occupez de Haruko, un bébé de 2 jours. Vous remarquez qu'il est de plus en plus léthargique et qu'il refuse de s'alimenter. On diagnostique une sepsie néonatale. Énumérez quatre facteurs qui augmentent la vulnérabilité des nouveau-nés aux infections.

a) c)

b) d)

17. Chez les nouveau-nés, l'un des premiers signes d'infection est:

a) l'hypothermie. c) la nervosité.

b) l'hyperglycémie. d) la tachycardie.

18. Quelles sont les responsabilités de l'infirmière qui dispense des soins au nouveau-né souffrant d'une infection? Justifiez votre réponse.

19. L'infection virale congénitale la plus commune est:

a) l'infection à cytomégalovirus. c) la syphilis.

b) l'herpès.

L'évaluation et les soins de la famille au cours du post-partum

chapitre 16

Le post-partum, ou puerpéralité, est la période durant laquelle la femme doit s'adapter aux changements physiologiques et psychologiques qui surviennent après l'accouchement. Les questions et les exercices de ce chapitre portent d'abord sur ces changements, puis sur la démarche clinique de l'infirmière qui prodigue des soins à la famille durant le post-partum. Ce chapitre correspond aux chapitres 27 et 28 de *Soins infirmiers en périnatalité.*

1. Décrivez les changements physiologiques et psychologiques qui surviennent durant le post-partum.

Formation des liens d'attachement pendant le post-partum immédiat

2. Denise et Dan viennent d'avoir leur premier bébé et commencent à tisser des liens d'attachement avec lui. Quels comportements en témoignent?

3. Comment pouvez-vous favoriser le processus d'attachement pendant cette période?

Changements physiologiques et psychologiques durant le post-partum

Au cours des 12 à 24 premières heures après l'accouchement (questions 4-5-6-7):

4. Le fond utérin devrait se situer:

a) au niveau de la symphyse pubienne.
b) au niveau de l'ombilic.
c) sur la ligne médiane à mi-chemin entre l'ombilic et la symphyse pubienne.
d) deux doigts au-dessus de l'ombilic.

5. Les lochies devraient correspondre à la description suivante:

a) Sang avec un peu de mucus; odeur nauséabonde caractéristique.
b) Sang brun foncé, devenant parfois rouge; odeur nauséabonde caractéristique.
c) Écoulement continu de sang clair; odeur fade.
d) Écoulement moyennement abondant de sang avec peu de mucus; odeur fade.

6. Le périnée devrait présenter les caractéristiques suivantes:

a) Œdème, douleur au toucher, écoulement clair.
b) Œdème, douleur au toucher et, parfois, hémorroïdes.
c) Douleur intense dans la zone de l'épisiotomie, écoulement clair.
d) Écoulement clair et, parfois, hémorroïdes.

7. Les seins devraient présenter les caractéristiques suivantes:

a) Souples et sécrétant du colostrum.
b) Engorgés et sécrétant du colostrum.
c) Mous et sécrétant du lait.
d) Engorgés et ne sécrétant aucun liquide.

8. Expliquez les mécanismes physiologiques responsables des manifestations suivantes :

a) Frissons puerpéraux.

b) Diaphorèse puerpérale.

c) Tranchées utérines.

9. À quelles nouveautés doit s'adapter la mère durant le post-partum ?

10. Décrivez le cafard du post-partum.

Évaluation de la mère

11. Énumérez neuf points que l'infirmière doit évaluer, à l'exclusion de l'état mental et des besoins en information, lors du premier examen *physique* du post-partum, puis au moins une fois par jour jusqu'à ce que la cliente obtienne son congé.

12. Nommez trois choses que vous devez observer lorsque vous examinez les seins d'une femme en post-partum.

13. Après l'accouchement, on doit évaluer le fond utérin.

a) Pourquoi est-ce nécessaire ?

b) Pourquoi demande-t-on à la cliente de vider sa vessie avant cette évaluation ?

c) Décrivez la bonne façon d'évaluer la descente du fond utérin.

d) Comment doit-on consigner la hauteur du fond utérin ?

Soon Yee, une primipare de 21 ans, a accouché il y a 4 heures.

14. Immédiatement après l'accouchement, le fond utérin de Soon était à mi-chemin entre la symphyse pubienne et l'ombilic. Où devrait-il être maintenant ?

15. Quelles devraient être les caractéristiques des lochies de Soon ?

16. En sortant de la salle de bain, Marie-Jo vous dit que ses lochies sont soudainement devenues plus abondantes. Comme vous venez de l'examiner, vous savez que le fond utérin est ferme. Que lui expliquez-vous pour la rassurer ?

17. Quelles données devriez-vous recueillir en ce qui concerne la diurèse de la cliente lors de l'examen physique ?

18. Quelles données devriez-vous recueillir en ce qui concerne l'élimination intestinale de la cliente lors de l'examen physique?

19. Pourquoi est-il important d'évaluer les membres inférieurs lors de l'examen physique?

20. Comment provoque-t-on le réflexe de Homans?

21. Pensée critique en action: Kay Sams accouche à 4 h. À 8 h 30, alors que vous achevez votre évaluation du post-partum, vous constatez que son fond utérin est à un doigt au-dessus de l'ombilic et déplacé vers la droite.

ANALYSE

INTERVENTIONS

OBSERVATIONS
Kay est incapable d'uriner.

ANALYSE

INTERVENTIONS

OBSERVATIONS
Kay a éliminé 850 mL d'urine.

ANALYSE

INTERVENTIONS
Vous palpez l'utérus de Kay. Il est ferme et se trouve au niveau de l'ombilic, sur la ligne médiane. Vous décidez de réévaluer la cliente plus tard dans la matinée. À 10 h 30, vous demandez à Kay d'uriner; elle élimine 625 mL d'urine.

ANALYSE

INTERVENTIONS

Soulagement des douleurs et malaises du post-partum

22. Nommez deux mesures de soulagement pour chacune des sources de douleur suivantes :

a) Épisiotomie.

b) Hémorroïdes.

c) Tranchées utérines.

Premier lever après l'accouchement

23. Annie s'apprête à se rendre à la salle de bain pour la première fois depuis son accouchement, qui s'est déroulé sans complication. Vous êtes son infirmière et vous l'assistez.

a) À quelles évaluations devez-vous procéder avant qu'Annie se lève ?

b) Que devez-vous enseigner tout de suite à Annie en ce qui concerne l'hygiène périnéale ?

c) Après avoir uriné, Annie vous demande si elle peut prendre une douche. Que lui répondez-vous ?

Réactions psychologiques

24. Vous êtes l'infirmière de Claudie, qui a accouché d'un bébé en parfaite santé il y a à peine 5 heures. Lorsque vous entrez dans sa chambre, elle pleure. Elle vous dit : «Je ne sais pas ce que j'ai. Je me sens complètement abattue et abandonnée. Je ne peux pas m'arrêter de pleurer. Qu'est-ce qui m'arrive ? Pourquoi est-ce que je me sens comme ça ?» Que lui répondez-vous ?

25. Katou et Julius viennent d'avoir une petite fille et s'inquiètent de la réaction de Tom, leur bambin de 3 ans. Décrivez brièvement certaines des mesures qu'ils pourraient prendre pour faciliter l'adaptation de ce dernier à l'arrivée d'une petite sœur.

Enseignement préalable au congé

26. Aujourd'hui, Laurie et David Cantin se préparent à ramener à la maison leur premier enfant, Macha. Laurie a l'intention de nourrir Macha au biberon. L'accouchement de Laurie s'est déroulé sans complication, mais elle a subi une petite épisiotomie médiane, qui entraîne une certaine douleur. Vous êtes l'infirmière chargée de dispenser à Laurie et à David l'enseignement préalable au congé. Décrivez les informations que vous devez leur transmettre en ce qui concerne les points suivants :

a) Soins de l'épisiotomie.

b) Repos.

c) Activités et exercices.

d) Reprise des activités sexuelles et contraception.

e) Symptômes chez la mère qui doivent être signalés.

f) Cafard du post-partum.

g) Soins du bébé.

h) Symptômes chez le bébé qui doivent être signalés.

i) Sécurité du bébé (siège d'auto, lit à barreaux, etc.).

j) Suivi médical de la mère et du bébé.

k) Ressources communautaires.

La famille après la naissance : soins à domicile

chapitre 17

Les soins à domicile sont un aspect important des soins infirmiers en périnatalité. L'état de la mère et celui du nouveau-né ont été stabilisés pendant le séjour à l'hôpital ou à la maison de naissance, au cours duquel les parents ont également eu l'occasion d'établir les premiers liens d'attachement avec leur nouvel enfant.

Ce chapitre traite de l'évaluation continue, des observations escomptées et de leur signification, et des interventions infirmières appropriées. Il contient aussi des questions destinées à guider l'évaluation des soins. Ce chapitre correspond au chapitre 29 de *Soins infirmiers en périnatalité.*

Visites à domicile

1. Les trois centres d'intérêt d'une visite à domicile sont :

a)

b)

c)

Soins du nouveau-né

2. Pourquoi faut-il changer régulièrement la position de repos des bébés, en particulier durant leurs premiers mois de vie ?

3. Donnez au moins une raison de coucher le bébé sur le dos.

Soins à domicile de la mère et de la famille

Indiquez dans la colonne de droite si chacune des observations physiques suivantes s'observe normalement à la première visite à domicile ou à la sixième semaine du post-partum.

	1re visite	6e semaine
4. Perte de poids de 10 à 12 kg.		
5. Musculature abdominale quelque peu relâchée.		
6. Vergetures roses et bien visibles.		
7. Mère qui n'allaite pas : seins fermes au toucher.		
8. Habitudes d'élimination intestinale normales.		
9. Lochies séreuses et peu abondantes.		
10. Fond utérin non palpable au-dessus de la symphyse.		

11. Lors d'une visite à domicile, vous évaluez les signes d'attachement chez une nouvelle mère. Énumérez au moins cinq signes pouvant indiquer qu'elle éprouve des difficultés à tisser des liens d'attachement avec son bébé.

a)

b)

c)

d)

e)

Les complications durant la période postnatale

chapitre 18

On n'insistera jamais trop sur la responsabilité de l'infirmière durant le post-partum, tant en ce qui a trait à la surveillance de l'état physique de la mère qu'à l'enseignement et au soutien émotionnel. Il arrive que des complications puerpérales surviennent au centre de naissance ou à la maison, mais la détection et l'intervention précoces peuvent souvent atténuer leur gravité. Ce chapitre correspond au chapitre 30 de *Soins infirmiers en périnatalité.*

Hémorragie

Johanne Taranta, 33 ans, se remet après avoir accouché de jumeaux. Le travail a duré 2 h 30 min.

1. Nommez deux facteurs qui prédisposent Johanne à l'hémorragie postnatale immédiate.

a) b)

2. Nommez trois observations qui indiqueraient la possibilité d'une hémorragie postnatale immédiate.

a) c)

b)

3. L'infirmière constate que l'utérus de Johanne est mou, haut et dévié vers la droite. Quelle est l'intervention infirmière la plus appropriée ?

a) Demander à Johanne d'uriner, puis réévaluer le fond utérin.

b) Masser l'utérus et le réévaluer 30 minutes plus tard.

c) Prévenir le médecin.

d) Peser les serviettes hygiéniques de Johanne.

4. En planifiant les soins de Johanne, à quelles interventions donneriez-vous la priorité ?

5. Quelles autres interventions infirmières devraient être entreprises si Johanne présente des signes d'hémorragie postnatale ?

Infections de l'appareil génital

6. Les manifestations cliniques d'une infection au siège de l'épisiotomie incluent :

a) Rapprochement des bords de la plaie.

b) Douleur périnéale importante et température orale de 37,7 °C.

c) Rougeur cutanée et hématome.

d) Rougeur cutanée, inflammation et écoulement jaunâtre.

7. Formulez des critères d'évaluation permettant d'établir si les traitements et interventions visant à enrayer une infection puerpérale ont été efficaces.

8. Quelles instructions donneriez-vous à une nouvelle mère en ce qui concerne les soins à domicile en cas d'infection puerpérale ?

9. Pensée critique au défi : Hier soir, à minuit, Corinne Manceau, multipare de 34 ans, a mis au monde des jumeaux ; il s'agissait d'un accouchement vaginal avec anesthésie locale. Vous êtes l'infirmière de Corinne. À 7 h, cette dernière dit avoir des crampes quand son utérus tente de se contracter. Votre évaluation révèle un utérus à un doigt au-dessus de l'ombilic et déplacé vers la droite, ainsi qu'une augmentation du saignement vaginal.

Corinne risque-t-elle une distension de la vessie ?

a) Oui b) Non

Expliquez votre réponse :

Cystite puerpérale

10. Énumérez trois facteurs qui prédisposent la femme en post-partum à l'infection urinaire.

a)

b)

c)

11. Quelles sont les interventions appropriées dans le traitement de la cystite puerpérale ?

Mastite

12. Nommez deux facteurs qui contribuent à la mastite.

a)

b)

13. Énumérez quatre manifestations cliniques de la mastite.

a) c)

b) d)

Une semaine après avoir reçu son congé, Carmen, une primipare de 23 ans, qui allaite au sein, présente une mastite. Deux diagnostics infirmiers s'appliquent à son cas : (1) *douleur aiguë reliée à l'inflammation et à l'œdème des tissus mammaires* et (2) *recherche d'un meilleur niveau de santé reliée au manque de connaissances sur les techniques adéquates d'allaitement au sein.*

14. En vous appuyant sur ces deux diagnostics, décrivez le traitement clinique de la mastite de Carmen.

Maladie thromboembolique

15. Énumérez les changements physiologiques de la grossesse et les autres facteurs qui augmentent le risque de formation d'un caillot chez la femme en post-partum.

16. Énumérez trois interventions utiles pour prévenir la thrombophlébite durant le post-partum.

a)

b)

c)

Lenda Cortez, qui vient d'accoucher, a des antécédents de thrombophlébite.

17. Compte tenu de ses antécédents, laquelle des mesures suivantes serait la plus importante pour Lenda ?

a) Évaluer fréquemment ses signes vitaux.

b) L'encourager à marcher le plus tôt possible.

c) L'encourager à se reposer au lit, les genoux surélevés.

d) Lui faire garder le lit.

18. Lenda fait une thrombophlébite, et on lui administre de l'héparine par voie intraveineuse en surveillant l'apparition des signes de surdosage. Quels sont ces signes ?

a) Dysurie.

b) Épistaxis, hématurie et dysurie.

c) Hématurie, ecchymose et épistaxis.

d) Hématurie, ecchymose et vertige.

19. ______________________________ est l'antagoniste de l'héparine.

20. Quel enseignement relatif aux autosoins à domicile doit-on donner à la cliente qui reçoit de la warfarine (Coumadin) ?

Troubles de l'humeur chez la femme en post-partum

21. Énumérez quatre sentiments ou comportements associés au cafard du post-partum.

a)

b)

c)

d)

Réponses

CHAPITRE 1

1. (a) Détentrice d'un diplôme collégial, l'infirmière exerce des activités cliniques de soins généraux. (b) Détentrice d'un diplôme de premier cycle, l'infirmière bachelière œuvre dans une multitude de milieux de soins périnataux; ses compétences en matière de soins aux familles, aux groupes et aux collectivités lui permettent de dispenser des soins en milieu spécialisé. (c) Détentrice d'un diplôme de deuxième cycle, l'infirmière praticienne joue un rôle clinique de première ligne, souvent en milieu spécialisé. (d) Détentrice d'une maîtrise en sciences infirmières, l'infirmière clinicienne spécialiste a, comme son titre l'indique, acquis des connaissances dans un domaine spécialisé de la pratique infirmière; elle joue auprès d'autres infirmières un rôle de consultante, d'accompagnatrice, de gestionnaire ou de formatrice. La recherche fait partie intégrante de sa pratique.
2. La promotion de la santé, la prévention de la maladie et la responsabilité individuelle.
3. (a) Permettent au client ou à la cliente qui a reçu son congé d'un établissement de soins de courte durée ainsi qu'à ses proches de continuer à recevoir des soins, du soutien et de l'enseignement. (b) Permettent au client ou à la cliente de rester à la maison alors que son état aurait autrefois exigé une hospitalisation.
4. La pratique fondée sur des données probantes est un processus d'analyse en profondeur qui recourt à divers types de données scientifiques (statistiques, résultats de recherche, mesures de qualité, mesures de gestion du risque et informations provenant de services de soutien) pour guider la résolution de problème et la prise de décision.
5. (a) Nombre de naissances vivantes pour 1 000 habitants. (b) Nombre de décès d'enfants de moins de 1 an pour 1 000 naissances vivantes dans une population donnée. (c) Nombre de décès de nouveau-nés de moins de 28 jours pour 1 000 naissances vivantes. (d) Nombre de décès, quelle qu'en soit la cause, pendant le cycle de la grossesse (y compris la période de 42 jours qui constitue le post-partum) pour 100 000 naissances vivantes.

CHAPITRE 2

1. c.
2. b.
3. a.
4. f.
5. d.
6. e.
7. En plus de permettre le passage de l'écoulement menstruel, des spermatozoïdes et du fœtus, le vagin protège l'utérus contre les micro-organismes pathogènes et contre les traumas (surtout lors des rapports sexuels).
8. (a) Isthme de la trompe de Fallope (b) Cavité utérine (c) Corps de l'utérus (d) Endomètre (e) Myomètre (f) Orifice interne du col utérin (g) Isthme (h) Col utérin (i) Vagin.
9. Les glandes de l'endomètre produisent des sécrétions alcalines claires et aqueuses qui préservent l'humidité de la cavité utérine. En plus de faciliter le voyage des spermatozoïdes vers les trompes de Fallope, ce liquide endométrial nourrit le blastocyste jusqu'à son implantation dans l'endomètre.
10. (a) Lubrification du canal vaginal; (b) action bactériostatique; (c) protection des spermatozoïdes contre l'acidité du vagin (leur assure un milieu alcalin).
11. b.
12. Voir le manuel, p. 36, figure 2-8.
13. (a) Portion située au-dessus de la ligne innominée; sa principale fonction est de soutenir le poids de l'utérus gravide et de diriger la présentation fœtale vers le petit bassin. (b) Se situe sous la ligne innominée; ses dimensions et sa forme doivent être adéquates pour permettre le passage de la tête fœtale. (c) Partie supérieure du petit bassin, habituellement arrondie; détermine si l'engagement est possible. (d) Partie inférieure du petit bassin; si elle est trop étroite, la tête du fœtus est repoussée vers le coccyx, ce qui entrave l'extension de la tête; de plus, les épaules d'un gros bébé peuvent se coincer sous l'arcade pubienne, ce qui rend l'accouchement plus difficile.
14. (a) Grand bassin (b) Petit bassin (c) Détroit supérieur (d) Détroit inférieur.
15. Voir le manuel, p. 39, figure 2-12.
16. Voir le manuel, p. 41, figure 2-13.
17. Voir le manuel, p. 40-42.
18. c.
19. Durant la *phase folliculaire*, le follicule de De Graaf mûrit sous l'action de la FSH; l'action de la LH contribue à son expulsion de l'ovaire vers le 14e jour. La *phase lutéale* commence lorsque l'ovule quitte le follicule et que le corps jaune se développe sous l'action de la LH. En l'absence de fécondation, le corps jaune dégénère, les taux d'œstrogène et de progestérone diminuent, et les menstruations commencent.
20. Voir le manuel, p. 43-44.
21. (a) pénis (b) épididymes (c) canal déférent (d) testicules (e) rete testis (f) cellules de Leydig (g) canalicules séminifères (h) cellules de Sertoli (i) vésicules séminales (j) canal éjaculatoire (k) prostate (l) liquide séminal (sperme) (m) glandes bulbo-urétrales (de Cowper).

CHAPITRE 3

1. Mitose : type de division cellulaire en une seule étape qui permet la reproduction de toutes les cellules somatiques; produit deux cellules filles en tous points identiques à

la cellule-mère et dotées chacune du nombre diploïde de chromosomes (46).

Méiose : type de division cellulaire en deux étapes qui ne permet que la reproduction des gamètes : réduit de moitié le nombre de chromosomes, qui passent ainsi du nombre diploïde (46) au nombre haploïde (23).

2. (a) 24 (b) 72.

3. Voir le manuel, p. 54.

4. (a) La capacitation dépouille le spermatozoïde de sa membrane plasmatique et provoque son attraction vers l'ovule. (b) La réaction acrosomiale libère des enzymes qui dégradent l'acide hyaluronique de la corona radiata pour permettre à un spermatozoïde de pénétrer la zone pellucide de l'ovule.

5. a.

6. a.

7. c.

8. d.

9. e.

10. b.

11. (a) chorion (b) amnios.

12. Quantités : à 10 semaines, environ 30 mL ; à 20 semaines, 350 mL ; après 20 semaines, de 700 à 1 000 mL. Composition : albumine, acide urique, créatinine, lécithine, sphingomyéline, bilirubine, vernix, leucocytes, cellules épithéliales, enzymes et lanugo.

13. (a) Caduque pariétale (b) Caduque basale (c) Chorion (d) Amnios (e) Caduque ovulaire (capsulaire).

14. Voir le manuel, p. 58.

15. Formée de la caduque basale et de sa circulation, la partie maternelle du placenta a une surface rouge et bosselée. La partie fœtale est formée des villosités choriales et de leur circulation ; elle est couverte de l'amnios, qui lui donne sa couleur grise et son aspect luisant. À terme, le placenta pèse entre 400 et 600 g, et a un diamètre de 15 à 20 cm.

16. Réponses possibles : fonctions métaboliques, fonctions de transport, fonctions endocrines, fonctions immunitaires.

17. Voir le manuel, p. 62.

18. (a) Le stade embryonnaire commence le 15e jour après la conception (début de la 3e semaine) et se poursuit jusqu'à ce que l'embryon atteigne une longueur vertex-coccyx (V-C) de 3 cm, ce qui survient généralement vers le 56e jour (à la fin de la 8e semaine). (b) Le stade fœtal s'étend de la 9e semaine jusqu'à l'accouchement ; à la fin de la 8e semaine, l'embryon possède toutes les structures externes et tous les appareils et systèmes qui seront présents chez le nouveau-né à terme.

19. (a) une (b) deux (c) gelée de Wharton (d) de prévenir la compression du cordon ombilical dans l'utérus.

20. (a) Canal artériel (b) Foramen ovale (c) Veine cave inférieure (d) Canal veineux d'Arantius (e) Veine ombilicale (f) Artères ombilicales.

21. (a) À 16 semaines. (b) Sa taille est de 13,5 cm V-C et de 15 cm V-T ; il pèse 200 g. (c) À 20 semaines. (d) À 4 semaines. (e) À 16 semaines. (f) Oui, les yeux se ferment vers la 10e semaine et se rouvrent vers la 28e semaine.

22. a.

23. d.

24. c.

25. b.

26. f.

27. e.

28. Voir le manuel, p. 137, tableau 5-4.

29. Voir le manuel, p. 138-140.

30. *Perturbation de l'estime de soi reliée à l'infertilité* serait un diagnostic initial possible ; il pourra changer selon que le couple réussit ou non à s'adapter à la perte de sa capacité de procréer. Autres diagnostics possibles : *stratégies d'adaptation individuelle (ou familiale) inefficaces reliées à l'incapacité d'accepter l'infertilité* ou, si le couple a pris la décision d'accepter son infertilité, *chagrin relié à la perte de la fécondité*.

31. La chorée de Huntington est une affection héréditaire à transmission autosomique dominante. Statistiquement, 50 % des enfants sont donc atteints, peu importe leur sexe. Pour l'arbre généalogique, voir le manuel, p. 147, figure 5-12.

32. Voir le manuel, p. 154, figure 5-17. Nous espérons que cet exercice vous a permis de recueillir des informations qui vous seront utiles.

33. (a) LA : liquide amniotique (b) TB : température basale (c) hCG : gonadotrophine chorionique humaine (d) hCS : somatomammotrophine chorionique humaine (e) hMG : gonadotrophines ménopausiques humaines (f) hPL : hormone lactogène placentaire.

CHAPITRE 4

1. Le concept de *santé des femmes* repose sur une vision holistique des femmes et de leurs besoins quotidiens en matière de santé. Il se fonde sur la conscience que l'état physique, l'état mental et l'état spirituel de l'être humain sont intimement liés, et qu'ils influent sur la santé comme sur la maladie. Il suppose également que toute intervention liée aux soins de santé doit intégrer le point de vue de la cliente sur sa situation et sur ses besoins, en respectant ses valeurs et ses croyances.

2. b.

3. a.

4. c.

5. e.

6. f.

7. d.

8. Voir le manuel, p. 80-81.

9. b.

10. a.

11. b.

12. a.

13. b.

14. (a) Inspection de la vulve (b) Examen du vagin et du col utérin à l'aide du spéculum (c) Examen bimanuel (palpation) du col, de l'utérus et des ovaires.

15. Utiliser un ventilateur et/ou boire davantage de liquide froid lorsqu'elle a des chaleurs; prendre des suppléments de calcium; utiliser une gelée soluble dans l'eau durant le coït pour contrer l'atrophie vaginale (avoir des relations sexuelles plus fréquentes peut aussi contribuer à maintenir l'élasticité du vagin). Il pourrait être utile de parler à la cliente des autres manifestations physiques et émotionnelles possibles de la ménopause.

16. Si vous avez répondu oui, vous avez raison. Bravo! Madame Swenson présente un risque élevé d'ostéoporose: ménopause précoce, teint clair, minceur, tabagisme.

17. (a) Votre conjoint ou un de vos proches vous a-t-il déjà menacée physiquement? (b) Dans la dernière année, avez-vous été bousculée, giflée, frappée, étouffée ou blessée physiquement ou de quelque autre manière? (c) Votre conjoint ou quelqu'un d'autre vous a-t-il déjà forcée à avoir des rapports sexuels?

18. Si les malaises sont bénins, vous pouvez lui conseiller de limiter sa consommation de sel et de porter un soutien-gorge offrant un maintien ferme. Si les malaises sont importants, la cliente pourra demander à son médecin de lui prescrire un diurétique doux; au besoin, elle pourra prendre un analgésique en vente libre. Même si les effets bénéfiques de la réduction des dérivés méthylés de la xanthine (qu'on trouve dans les produits caféinés) sur les modifications sclérokystiques n'ont pas été démontrés hors de tout doute, cette mesure simple ne peut faire de mal à personne, et de nombreuses femmes disent qu'elle les a soulagées. Sachant cela, la cliente pourra choisir soit d'essayer cette méthode, soit de recourir à un autre traitement – thiamine et vitamine E, par exemple. Profitez de l'occasion pour lui rappeler l'importance de l'auto-examen mensuel des seins, de l'examen annuel par un professionnel de la santé et des mammographies régulières.

19. (a) la douleur pelvienne (b) la dyspareunie (c) les saignements utérins anormaux.

20. d.

21. c.

22. a.

23. b.

24. Interventions

Lors de l'évaluation, il serait utile de demander à Karine si elle a noté des changements dans l'apparence de ses pertes vaginales et, si oui, de décrire ces changements. À cause du lien entre l'antibiothérapie et les levuroses, vous devriez aussi lui demander si elle a pris des antibiotiques dernièrement. Il est toujours bon de demander à la cliente si elle attribue ses symptômes à quelque chose en particulier; cela permet souvent de recueillir des informations utiles sur le problème lui-même et/ou sur la perception qu'en a la cliente.

Analyse

Les données recueillies vous font soupçonner la présence d'une vulvovaginite candidosique (VVC).

Interventions

Vous dites à Karine que ses symptômes donnent à penser qu'elle fait une infection à levure appelée vulvovaginite candidosique. Vous lui expliquez que lorsqu'une femme prend des antibiotiques pour détruire des bactéries qui causent une infection, il arrive que l'antibiotique détruise également des bactéries normales et utiles qui assurent l'équilibre de sa flore vaginale. Certains micro-organismes, en particulier les levures, peuvent alors se mettre à proliférer indûment. Vous dites à Karine que vous allez parler à l'infirmière praticienne et que cette dernière fera probablement un toucher vaginal et un test pour établir la nature de l'infection.

Interventions

Vous décrivez à l'infirmière praticienne les symptômes de Karine et l'apparence de l'écoulement vaginal, et vous l'informez de sa récente antibiothérapie. Vous lui dites que vous soupçonnez une VVC. Vous lui demandez si elle prévoit faire un examen vaginal et une préparation humide.

Analyse

Bravo! Votre analyse des données était juste: la présence des hyphes et des spores confirme qu'il s'agit bien d'une vulvovaginite candidosique. Félicitez-vous aussi d'avoir su établir une collaboration étroite avec l'infirmière praticienne.

25. Voir le manuel, p. 120-122.

26. (a) TB: température basale (b) AES: auto-examen des seins (c) D et C: dilatation et curetage (d) AIP: atteinte inflammatoire pelvienne (e) IVU: infection des voies urinaires (f) MTS: maladie transmissible sexuellement.

CHAPITRE 5

1. Réponses possibles: arrêter de prendre des contraceptifs oraux au moins trois mois avant la conception; adopter des comportements plus sains: diminuer le stress, faire régulièrement de l'exercice, manger sainement; éliminer des comportements nocifs pour la grossesse et la croissance du fœtus, comme la consommation de tabac, d'alcool et de substances psychoactives (le cas échéant, il serait bon que le conjoint d'Alice renonce lui aussi à ces comportements).

2. Un plan de naissance est un document dans lequel les futurs parents (ou la future mère seule) consignent leurs décisions en ce qui concerne tous les aspects de l'accouchement.

3. Réponses possibles: le choix du professionnel qui dispensera les soins; le lieu de l'accouchement; la participation à des cours prénataux et le type de préparation à l'accouchement; le type d'accompagnement et le rôle du conjoint durant le travail et l'accouchement; la présence d'autres proches et, s'il y a lieu, la préparation des frères et sœurs; le recours éventuel à l'analgésie ou à l'anesthésie; les soins à la mère durant le post-partum; les soins au nouveau-né, etc. (voir la figure 6-1 dans le manuel).

4. c.

5. (a) Chadwick (b) Goodell (c) Hegar.

6. d.

7. Le bouchon muqueux scelle le canal endocervical et empêche ainsi les micro-organismes présents dans le vagin d'y pénétrer.

8. d.

9. (a) Les seins gonflent. (b) L'aréole prend une teinte plus foncée. (c) Les tubercules de Montgomery deviennent plus gros et plus saillants.

10. Diminution.

11. Augmentation.

12. Augmentation.

13. Diminution.

14. Augmentation.

15. a.

16. (a) aortocave de la grossesse (b) utérocave (c) de compression de la veine cave.

17. (a) Le relâchement du cardia et la pression de l'utérus gravide sur l'estomac entraînent le reflux des sécrétions acides dans la partie inférieure de l'œsophage, ce qui explique les brûlures d'estomac. (b) La constipation et la pression exercée sur les vaisseaux sanguins situés sous le niveau de l'utérus provoquent souvent des hémorroïdes. (c) Durant le premier trimestre et le troisième trimestre, l'utérus distendu fait pression sur la vessie, ce qui provoque souvent la pollakiurie.

18. D'abord, nous présumons que vous prenez le temps de chercher à savoir si ces taquineries dérangent cette femme, et comment elle perçoit son image corporelle. En réponse à sa question, vous devriez lui expliquer qu'à mesure que le centre de gravité de la femme enceinte se déplace vers l'avant à cause du poids de l'utérus, la lordose s'accentue et la posture se modifie ; ce changement postural, qui compense le poids accru de l'utérus et son déplacement vers l'avant, entraîne souvent des lombalgies basses. À cause de l'action hormonale, les articulations du bassin se relâchent quelque peu, ce qui se traduit souvent par une démarche de canard, d'autant plus évidente que la femme enceinte a souvent tendance à marcher les pieds écartés pour garder l'équilibre.

19. (a) Stimule la production de progestérone et d'œstrogène par le corps jaune afin de maintenir la grossesse jusqu'à ce que le placenta soit suffisamment développé pour assurer cette fonction. (b) Stimule le développement utérin afin de fournir au fœtus un milieu adéquat et contribue au développement des canaux galactophores en préparation à la lactation. (c) Joue un rôle essentiel dans le maintien de la grossesse et contribue au développement des acini et des canaux des seins en vue de la lactation. (d) Augmente les acides gras libres dans le métabolisme maternel et ralentit le métabolisme du glucose afin de favoriser le développement fœtal. (e) Inhibe l'activité utérine et contribue à la régénération du collagène.

20. On sait que les prostaglandines ont un effet vasodilatateur sur le placenta. On croit qu'elles jouent aussi un rôle dans la biochimie complexe qui préside au déclenchement du travail.

21. Voir le manuel, p. 179.

22. De 11,4 kg à 15,9 kg.

23. (a) De 1,6 à 2,3 kg. (b) et (c) De 5,5 à 6,8 kg.

24. Les signes subjectifs (possibles) sont les symptômes ressentis et signalés par la femme ; ils peuvent avoir une cause autre que la grossesse. Les signes objectifs (probables) sont les signes perçus par l'examinateur ; ils peuvent également avoir une cause autre que la grossesse. Les signes positifs (certains) sont les signes perçus par l'examinateur et qui ne peuvent avoir d'autre cause que la grossesse.

25. Un test de grossesse positif n'est pas un signe certain de grossesse parce qu'il peut avoir une autre cause que la grossesse (choriocarcinome, môle hydatiforme ou ménopause).

26. Voir le manuel, p. 186-187.

27. (a) *Veiller à ce que la grossesse et l'accouchement se passent bien.* La future mère s'inquiète pour l'enfant à naître et pour elle-même, choisit un professionnel de la santé en qui elle a confiance et s'assure d'avoir des soins de qualité. Elle s'informe en prenant des cours, en parlant avec des amies, en lisant. Elle se préoccupe davantage de sa sécurité et de celle de son conjoint. (b) *Faire accepter son enfant par les siens.* La femme enceinte cherche à faire accepter son enfant par sa famille. Le conjoint est le premier concerné par cette adaptation ; son acceptation de la grossesse et son soutien aideront la femme à accomplir ses tâches développementales. Si le foyer compte déjà d'autres enfants, la mère s'efforce de les amener eux aussi à accepter le nouveau bébé. Durant toute la grossesse, lentement et subtilement, elle adapte son réseau social secondaire à ses nouveaux besoins. (c) *Assumer son rôle de mère et créer des liens avec l'enfant.* À partir du moment où elle sent le fœtus bouger en elle, la femme enceinte commence à tisser avec lui des liens d'attachement qui la poussent à se consacrer à son bien-être. (d) *Apprendre le don de soi au bénéfice de l'enfant.* La future mère devient capable d'abnégation : elle apprend à reporter les gratifications immédiates pour répondre aux besoins d'un autre être. Les fêtes en l'honneur de l'enfant à naître et les cadeaux à ce dernier renforcent l'estime de soi de la future mère et l'aident à se rendre compte que l'enfant qu'elle porte est une personne distincte, qui a ses propres besoins.

28. Vous devriez lui répondre qu'il est normal que même la grossesse la plus désirée suscite des sentiments ambivalents. Les changements physiques, les nouveaux rôles, l'évolution des relations, la responsabilité financière, les attitudes envers la condition parentale et les valeurs sont autant de facteurs qui influent sur les réactions de la femme – et, bien sûr, de son conjoint – à la grossesse.

29. Voir le manuel, p. 188-189.

30. Traditionnellement, le terme *couvade* désigne un ensemble de rituels et de tabous liés à l'initiation au rôle de père. Récemment, on a repris le terme pour décrire le développement involontaire de divers symptômes chez le conjoint d'une femme enceinte : fatigue, perturbations du sommeil ou céphalées, par exemple.

31. Voir le manuel, p. 189-190.

32. De prime abord, l'infirmière peut avoir du mal à reconnaître et à accepter la diversité culturelle ; pour y parvenir, elle devra acquérir une compétence culturelle.

Elle dispensera des soins plus efficaces aux clients et clientes d'autres cultures si elle garde à l'esprit les points suivants :

- Dans une certaine mesure, nous sommes tous plus ou moins ethnocentriques, du moins à certains moments. L'ethnocentrisme se définit comme la tendance à considérer que ses propres croyances, valeurs et pratiques sont les meilleures. L'infirmière qui s'aperçoit qu'elle est en train de dévaluer les pratiques d'une autre culture devrait s'arrêter et se demander si elle ne fait pas ainsi preuve d'ethnocentrisme.
- Les gens ont tendance à projeter leurs propres réactions culturelles sur les gens d'autres cultures, ce qui les amène à tenir pour acquis que l'autre obéit à des motifs ou à des valeurs similaires aux leurs. Or, ce n'est souvent pas le cas, et de nombreux malentendus en résultent. Ainsi, l'infirmière qui valorise la ponctualité pourra prendre les retards d'une cliente comme une insulte personnelle, alors que, en réalité, cette cliente accorde beaucoup moins d'importance qu'elle au temps et à la ponctualité.
- L'infirmière devrait éviter d'intervenir dans les pratiques culturelles des clientes, à moins bien sûr qu'une pratique en particulier soit clairement contre-indiquée. Le cas échéant, elle tentera de convaincre la cliente de changer son comportement ; cependant, si la cliente refuse, l'infirmière doit respecter son choix.
- Lorsqu'elle planifie une intervention, l'infirmière devrait toujours essayer de déterminer les répercussions des pratiques culturelles sur celle-ci.
- Les pratiques et les croyances diffèrent d'une culture à l'autre, mais aussi au sein d'une même culture. Ces différences sont souvent reliées à des facteurs socioéconomiques comme la classe, le revenu et le niveau de scolarité.
- Les infirmières trouvent souvent utile de se sensibiliser aux autres cultures en s'informant sur quelques-unes des croyances et des pratiques fondamentales des groupes ethniques minoritaires présents dans leur milieu.

Grâce à l'assimilation de certaines de ces notions, vous ferez un grand pas vers la sensibilisation aux réalités culturelles – un défi majeur pour les professionnels de la santé. Nous espérons que vous deviendrez ainsi de plus en plus à l'aise dans votre travail auprès de clients qui proviennent d'autres cultures.

CHAPITRE 6

1. L'évaluation initiale est axée sur la détermination de l'état de santé de la cliente avant le début de la grossesse.

2. d.

3. a.

4. b.

5. f.

6. c.

7. Réponses possibles : usage de substances qui créent une dépendance ; troubles médicaux préexistants – diabète, cardiopathie, trouble thyroïdien ; anémie maternelle ; consommation excessive d'alcool, antécédents d'avortements spontanés ; grossesse multiple ; rupture prématurée des membranes (spontanée), etc.

8. (a) L'inspection, l'auscultation et la palpation de l'abdomen (b) l'évaluation de l'adéquation du bassin (c) le toucher vaginal.

9. La mesure de la hauteur utérine se prend toujours après avoir fait uriner la cliente. Celle-ci doit toujours adopter la même position (en général, le décubitus dorsal). À l'aide d'un ruban gradué en centimètres et placé sur la ligne médiane de l'abdomen, l'infirmière mesure la distance entre le bord supérieur de la symphyse pubienne (0 cm) et le fond utérin. Les mensurations sont plus exactes si elles sont toujours prises par la même personne (voir le manuel, p. 215, figure 8-3).

10. (a) Entre les 22e à 24e semaines et la 34e semaine de grossesse, la hauteur du fond utérin en centimètres correspond ordinairement à l'âge gestationnel.
(b) Légèrement au-dessus de la symphyse pubienne.
(c) À la hauteur de l'ombilic.

11. (a) Généralement vers la 19e ou la 20e semaine de grossesse. (b) En moyenne, autour des 10e à 12e semaines de grossesse.

12. La DPA de Jenny est le 29 décembre (±2 semaines). Si vous comptez à reculons – février, janvier, décembre, etc. –, il est facile de déterminer le mois. Si on la calcule de façon arithmétique, cela devient un peu plus difficile.

	Mois		Jour
Le 22 mars devient	03	–	22
On soustrait 3 mois	−3		
	0	=	22
On ajoute 7 jours		+	7
DPA (décembre)	0	=	29

Comme janvier est le mois 1, le mois 0 correspond à décembre, −1 à novembre, −2 à octobre, etc.

13. Toutes les quatre semaines jusqu'à la 28e semaine de grossesse ; toutes les deux semaines jusqu'à la 36e semaine ; après la 36e semaine, toutes les semaines jusqu'à l'accouchement.

14. Réponses possibles : (a) Porter un soutien-gorge bien ajusté et offrant un bon maintien. (b) Placer le pied en dorsiflexion pour étirer le musclé touché ; revoir l'alimentation ; appliquer de la chaleur sur le muscle. (c) Éviter les odeurs et les autres facteurs incommodants ; manger des craquelins ou du pain grillé avant de se lever le matin ; prendre plusieurs petits repas ; éviter les aliments gras ou très épicés ; ne pas boire en mangeant, mais plutôt entre les repas ; boire des boissons gazeuses. (d) Augmenter l'apport de liquides et de fibres ; faire de l'exercice ; régulariser les habitudes de défécation ; prendre un émollient fécal selon les recommandations du médecin. (e) Appliquer correctement les principes de la mécanique corporelle ; pratiquer la bascule pelvienne ; éviter de se fatiguer, de travailler à une hauteur inconfortable, de porter des talons hauts et de soulever des objets lourds.
(f) Uriner dès que le besoin s'en fait sentir ; augmenter l'ingestion de liquides pendant la journée ; diminuer l'ingestion de liquides dans la soirée (seulement) pour prévenir la nycturie.

15. b.

16. Interventions

Dans la plupart des cabinets de médecin et des cliniques, on fait des épreuves de laboratoire dès la première visite prénatale. Vous devriez donc pouvoir vérifier rapidement les résultats de ces épreuves (hémoglobine et hématocrite) pour savoir si Julie est anémique.

Analyse

Ces résultats sont dans les limites de la normale et indiquent que Julie n'est pas anémique. Sachant cela, il est tentant de conclure que la fatigue de Julie est normale puisque ce symptôme est très courant chez les femmes enceintes. Cependant, en sautant trop vite à cette conclusion, vous risqueriez de négliger des facteurs de vie susceptibles de contribuer au problème de Julie : stress accru au travail, stress lié à la maladie d'un membre de la famille, réveils fréquents la nuit pour aller uriner, etc.

Interventions

Une intervention appropriée consisterait à rassurer Julie tout en poursuivant votre enquête. Vous pourriez dire, par exemple : « Les femmes se sentent souvent fatiguées dans les premiers mois de leur grossesse, mais parfois certains facteurs ou certains événements dans leur vie peuvent empirer ce problème. Pensez-vous à quelque chose qui pourrait contribuer à votre fatigue ? »

Interventions

La réponse de Julie suggère qu'on peut considérer sa fatigue comme un malaise normal de la grossesse. Vous pouvez alors commencer à chercher avec elle des moyens pour qu'elle puisse se reposer davantage durant la journée.

17. Le Guide d'enseignement qui se trouve à la page 240 de votre manuel décrit deux de ces méthodes. Si vous n'êtes pas certaine de la méthode en usage dans votre milieu, demandez de l'aide à votre professeur pour cette question.

18. Ce voyage en automobile n'est pas contre-indiqué, mais il risque d'être fatigant. Vous devriez lui conseiller d'arrêter toutes les deux heures et de sortir de la voiture pour se dégourdir les jambes pendant une dizaine de minutes, d'uriner fréquemment pour ne pas endommager sa vessie, et de porter la ceinture de sécurité abdominale et le baudrier – la ceinture abdominale doit passer sous l'abdomen (en haut des cuisses) et être bien ajustée.

19. Les études indiquent que les femmes enceintes qui boivent un verre à l'occasion ne présentent pas un risque plus élevé que celles qui s'abstiennent de tout alcool. Cependant, comme on n'a pas réussi à établir une consommation d'alcool qui ne présenterait aucun danger, il vaut mieux recommander aux femmes enceintes d'éviter complètement l'alcool.

20. Réponses possibles : Les femmes (ou les couples) qui attendent la trentaine pour avoir des enfants ont en général un niveau de scolarité élevé, une situation financière stable et un bon équilibre émotionnel. Habituellement, leur décision d'avoir un enfant est mûrement réfléchie, et l'enfant, vraiment désiré. Elles sont plus enclines à se procurer des soins prénataux précoces et à adopter des comportements sains durant leur grossesse. Enfin, comme elles ont une plus grande expérience de la vie, elles sont plus conscientes de la portée réelle de l'arrivée d'un enfant.

21. Réponses possibles : Les parents plus âgés se demandent souvent s'ils auront assez d'énergie pour prendre soin d'un nouveau-né et s'ils seront en mesure de répondre aux besoins de leur enfant quand ils seront plus vieux. Ils peuvent craindre de ne pas avoir les moyens de payer des études à leur enfant, puisqu'ils seront à la veille de la retraite quand ce dernier sera en âge d'aller à l'université. Si leurs amis et connaissances de leur âge ont fini d'élever leur famille, ils risquent aussi de se sentir isolés sur le plan social.

22. Réponses possibles : besoin de quelqu'un à aimer, relations familiales instables, rivalité avec la mère, désir de punir ses parents, désir de quitter la maison, influences culturelles qui valorisent la grossesse précoce.

23. Comme elle laisse beaucoup de latitude à votre créativité, cette question comporte plus d'une bonne réponse. Nous espérons que vous avez tenu compte du fait que les besoins et les interactions des très jeunes adolescentes diffèrent beaucoup de ceux des adolescentes plus âgées. Si ces dernières sont souvent capables d'abstraction, généralement, les plus jeunes en sont encore au stade de la pensée concrète et ont tendance à se montrer égocentriques et axées sur le présent. Par conséquent, les documents audiovisuels et les expériences d'apprentissage interactives (démonstrations, jeux, etc.) leur seront particulièrement utiles. Les activités les plus constructives sont celles auxquelles l'adolescente accorde une valeur personnelle.

Nous espérons aussi que vous avez privilégié une approche multidisciplinaire, qui inclut le père de l'enfant et les parents de l'adolescente, si cette dernière est d'accord, évidemment. Voilà qui nous amène à la question des choix. Il est important de donner aux adolescentes la possibilité de faire des choix et de leur enseigner comment prendre les meilleures décisions possibles. En ce sens, un certain encadrement peut être bénéfique, mais s'il devient trop rigide, il risque de les empêcher d'apprendre à faire des choix et à prendre des décisions.

Finalement, nous espérons que vous avez pensé au climat de votre clinique. Sera-t-il caractérisé par l'ouverture, la tolérance et la bienveillance ? Les adolescentes y trouveront-elles le soutien dont elles ont besoin ? Sentiront-elles qu'elles peuvent y poser des questions et y exprimer leurs peurs ? S'y sentiront-elles à la fois libres et en sécurité ?

24. Pour une femme dont le poids est normal, le gain pondéral idéal se situe entre 1 et 3 kg au cours du premier trimestre, suivi d'un gain moyen de 0,5 kg par semaine durant les deux trimestres suivants.

25. 300.

26. a.

27. a.

28. i.

29. b.

30. c.

31. g.

32. e.

33. h.

34. d.

35. f.

36. Les végétariennes enceintes comblent souvent leurs besoins en protéines en consommant des produits de soya (lait de soya, tofu et protéines de soya), ainsi que des noix et des légumineuses. Les légumes verts à feuilles, les haricots blancs et les amandes sont des sources possibles de calcium.

37. Ce menu comporte quatre portions de produits céréaliers, ce qui est suffisant, et quatre portions de protéines, ce qui est plus que suffisant. Cependant, il y a des carences puisque la cliente n'a consommé que deux portions et demie de produits laitiers (on en recommande 4) et trois portions de fruits et légumes (on en recommande de 4 à 6).

CHAPITRE 7

1. Réflexe de sursaut exagéré, malformations génito-urinaires, risque accru de mort subite du nourrisson, RCIU, petite taille à la naissance.
2. Réponses possibles : l'état de santé général, l'état nutritionnel, le risque d'infection, le bon fonctionnement de tous les appareils de l'organisme, la connaissance qu'a la cliente des effets de l'abus de certaines substances sur elle-même et son fœtus.
3. La polyurie, la polyphagie, la polydipsie et la perte de poids.
4. d.
5. Réponses possibles : fluctuations des besoins en insuline ; baisse du seuil rénal de glucose ; risque accru d'acidocétose, de choc insulinique et de coma ; possibilité de progression accélérée de maladie vasculaire.
6. Réponses possibles : hydramnios, acidocétose maternelle, mort fœtale, risque accru d'anomalies fœtales, de macrosomie, de trauma lors de l'accouchement vaginal, d'asphyxie.
7. a.
8. On ne recourt jamais aux hypoglycémiants oraux durant la grossesse parce que les femmes qui en prennent perdent souvent la maîtrise de leur glycémie et deviennent gravement hyperglycémiques, ce qui représente un risque élevé pour le fœtus. De plus, les hypoglycémiants oraux ont été associés à l'hypoglycémie fœtale prolongée et ils peuvent être tératogènes.
9. Les nouveau-nés macrosomiques ont généralement des mères qui souffrent de diabète de type A, B ou C. Le taux élevé de glucose dans le sang maternel où le fœtus puise son glucose en est responsable, car il stimule continuellement la production d'insuline par les îlots de Langerhans du fœtus. À cause de cet hyperinsulinisme, le fœtus utilise le glucose disponible, ce qui entraîne une croissance excessive (macrosomie) et la formation de dépôts graisseux.
10. Réponses possibles : épreuve d'alpha-fœtoprotéine sérique maternelle, échographie, profils biophysiques fœtaux, examens de réactivité fœtale (ERF), épreuve à l'ocytocine (EO).
11. Réponses possibles : perte de poids, hyperthermie, infections buccales comme le muguet, pneumonie, adénopathie, hypertrophie du foie et de la rate.
12. Vous devez porter des gants chaque fois qu'il y a possibilité de contact avec du sang ou un autre liquide biologique, ou encore avec une lésion de la peau ou des muqueuses.
13. Réponses possibles : toux, dyspnée, œdème, souffle cardiaque, palpitations, râle, gain pondéral.
14. Lorsque l'accouchement vaginal est possible, c'est la solution privilégiée ; on a alors recours aux forceps et à l'anesthésie locale ou régionale pour réduire le stress du deuxième stade du travail. Cette façon de procéder évite les risques inhérents à une césarienne.

CHAPITRE 8

1. Expulsion spontanée d'un embryon ou d'un fœtus non viable.
2. fausse-couche.
3. Voir le manuel, p. 332-335.
4. Pour retirer le reste des produits de la conception.
5. Réponses possibles : aberrations chromosomiques, exposition à des substances tératogènes, nidation inadéquate due à des anomalies de l'appareil génital, béance isthmique (incompétence du col), anomalies placentaires, maladie chronique chez la mère, déséquilibre endocrinien, infection du complexe TORCH ou autre infection chez la mère, etc.
6. Réponses possibles : trauma cervical, infection, anomalie cervicale ou utérine congénitale, augmentation du volume utérin (lors d'une grossesse multiple, par exemple).
7. Opération de Shirodkar-Barter ou « cerclage du col ».
8. La trompe de Fallope.
9. Voir le manuel, p. 335-337.
10. Un taux d'hCG sérique continuellement élevé ou en hausse est anormal et peut indiquer la formation d'un choriocarcinome – de là l'importance des dosages réguliers d'hCG sérique. Si la cliente devenait enceinte, il serait difficile de dire si l'élévation du taux d'hCG est due à la grossesse ou au choriocarcinome.
11. (a) Faire cesser les vomissements (b) Corriger la déshydratation (c) Rétablir l'équilibre électrolytique (d) Maintenir un bon état nutritionnel.
12. (a) papier à la nitrazine (b) bleu ou bleu-vert (c) alcalin.
13. Réponses possibles : observer le repos au lit continu avec permission d'aller à la salle de bain ; prendre sa température quatre fois par jour ; éviter les coïts, les douches vaginales et les tampons ; avertir le médecin ou la sage-femme en présence d'hyperthermie, de sensibilité de l'utérus ou de contractions, d'écoulement accru, de diminution de l'activité fœtale ou de pertes vaginales nauséabondes.
14. Antécédents de travail prématuré, tabagisme (15 cigarettes par jour) ; antécédents de pyélonéphrite, saignement à 14 semaines de grossesse ; milieu socioéconomique défavorisé.
15. La cliente doit rester à l'affût des signes de travail prématuré : contractions utérines irrégulières ou régulières rapprochées, avec ou sans douleurs ; douleurs abdominales basses semblables aux douleurs menstruelles ; sensation constante ou intermittente de pression pelvienne, comme si le bébé poussait vers le bas ; rupture des membranes ; lombalgie sourde, constante ou intermittente ; modification des sécrétions vaginales (quantité accrue, écoulement plus translucide et plus aqueux, ou rosâtre) ;

crampes abdominales avec ou sans diarrhée. Il faut aussi enseigner à la cliente à évaluer les contractions utérines une ou deux fois par jour. Pour ce faire, elle s'allonge sur le côté, le dos appuyé sur un oreiller, pose le bout des doigts au-dessus de l'ombilic, à la hauteur du fond utérin, et compte les contractions utérines (durcissement ou resserrement) pendant environ une heure. Si elles reviennent irrégulièrement ou régulièrement pendant une heure, elle doit prévenir son professionnel de la santé.

16. Lors d'une contraction, elle sentira un durcissement ou un resserrement de l'utérus. Elle pourra aussi sentir une lombalgie basse qui vient et disparaît régulièrement toutes les 10 à 15 minutes, par exemple.

17. Le $MgSO_4$ réduit la fréquence et l'intensité des contractions utérines.

18. Voir le manuel, p. 343-347.

19. (a) 3 (b) 4 (c) NA (d) 2 (e) 1 (f) NA (g) NA.

20. Voir le manuel, p. 347-359.

21. Voir le manuel, p. 350.

22. d.

23. (a) la diminution ou l'absence des réflexes (b) la dépression respiratoire (c) une léthargie prononcée.

24. HELLP est un acronyme anglais signifiant ***hemolysis*** (hémolyse), ***elevated liver enzymes*** (élévation des enzymes hépatiques), ***low platelet count*** (thrombocytopénie).

25. Une note de 3+ correspond à une réaction plus vive que la moyenne, mais pas nécessairement anormale.

26. Si vous avez répondu non, vous avez raison. Nina Lorenzo ne doit pas recevoir de WinRho parce que son test de Coombs indirect indique qu'elle est sensibilisée à l'antigène Rh (elle est allo-immunisée) et qu'elle a développé des anticorps. Comme son premier bébé était Rh–, on ne sait pas quand Nina a été sensibilisée. Il se peut qu'elle l'ait été lors d'une grossesse et d'une fausse couche non diagnostiquées ou lors d'une transfusion de sang Rh+, ou encore durant la présente grossesse à cause d'un petit saignement placentaire. Peu importe quand cela s'est produit, la cliente doit recevoir des explications claires sur les risques de maladie hémolytique lors de ses grossesses subséquentes, et le nouveau-né devra faire l'objet d'une évaluation approfondie.

27. a.

28. b.

29. premier.

30. Nous espérons que vous penserez à lui dire que, même si l'incidence de l'herpès est moins élevée chez les bébés nés par césarienne, cette méthode d'accouchement ne garantit pas que son nouveau-né ne contractera pas l'infection, sans compter qu'elle présente des risques accrus pour la mère. En général, on recommande de décider de la méthode d'accouchement après avoir examiné soigneusement la femme pour détecter des lésions et l'avoir interrogée sur la présence de signes avant-coureurs. S'il y a des lésions ou des signes avant-coureurs, la césarienne est indiquée. Sinon, on optera probablement pour un accouchement vaginal. La cliente pourra également discuter avec son professionnel de la santé de l'utilité de prendre un médicament antiviral oral comme l'acyclovir (Zovirax) plusieurs semaines avant la date prévue de l'accouchement pour supprimer l'infection.

CHAPITRE 9

1. La méthode transabdominale est non effractive et généralement indolore (sauf pour l'inconfort que représente une vessie pleine pour les échographies des deux premiers trimestres) ; elle n'irradie ni la femme enceinte ni le fœtus, n'a aucun effet nocif connu, permet de différencier les masses de tissus mous (comme les tumeurs), de visualiser le fœtus, de suivre la croissance fœtale (surtout dans les cas de grossesse multiple) et de déceler une multitude de problèmes potentiels. De plus, l'examinateur obtient les résultats de l'examen sur-le-champ.

2. En début de grossesse : confirmation précoce de la présence du fœtus et de l'emplacement du sac gestationnel ; détection de l'embryon ou du fœtus, du nombre d'embryons ou de fœtus, de la présence ou de l'absence d'activité fœtale ; mesure du fœtus pour suivre sa croissance ; localisation du placenta.

   En fin de grossesse : suivi de la croissance fœtale ; localisation du placenta, confirmation de la présentation et de la position du fœtus ; recherche d'anomalies ou de problèmes chez le fœtus ; évaluation de la quantité de liquide amniotique ; établissement du profil biophysique ; localisation du cordon ombilical pour une cordocentèse.

3. Après 40 ans d'utilisation clinique de l'échographie, aucune étude n'a jamais démontré le moindre effet nocif sur la femme, le fœtus ou le nouveau-né.

4. (a) Votre plan d'enseignement devrait notamment traiter des points suivants : commencer l'évaluation des mouvements fœtaux entre les 30e et 32e semaines ; durant les périodes de repos, placer délicatement la main sur le fond utérin pour détecter l'activité fœtale et pour sentir les contractions utérines (pour plus d'information, voir le manuel). (b) Il est important que la mère soit très attentive lors des séances d'évaluation de l'activité fœtale. Elle doit savoir que le fœtus a tendance à bouger davantage lorsqu'elle vient de manger et qu'il a des périodes de sommeil qui durent de 20 à 40 minutes pendant lesquelles aucune activité fœtale n'est perceptible.

5. Voir le manuel, p. 383.

6. Voir le manuel, p. 383.

7. Figure 9-1A : ERF réactif. Figure 9-1B : ERF non réactif.

8. (a) Les cinq variables biophysiques évaluées sont : les mouvements respiratoires fœtaux ; les mouvements du corps ou des membres fœtaux ; le tonus fœtal (extension et flexion des extrémités) ; le volume de liquide amniotique (visualisation des poches de liquide entourant le fœtus) ; la réactivité de la FCF aux mouvements (ERF réactif). (b) On attribue une note de 2 ou de 0 à chaque variable biophysique. Un « bon » résultat signifie un total de 10 (2 points par variable) ou de 8 (à condition que la variable liquide amniotique reçoive une note de 2). (c) Dans tous les cas où l'on croit que le fœtus court un risque à cause de facteurs maternels ou fœtaux. (d) La diminution de la quantité de liquide amniotique est associée à l'oligoamnios. Le fœtus court un risque accru parce que le cordon ombilical n'est pas entouré d'assez de liquide pour flotter et peut donc devenir comprimé. (e) Votre plan d'enseignement devrait traiter des points suivants : la nature du test, son objectif, ses avantages et ses risques, l'interprétation des résultats, et la personne à joindre pour obtenir des informations supplémentaires. Voir le manuel, p. 386-387.

9. Voir le manuel, p. 387.

10. L'épreuve d'autostimulation des seins repose sur l'ocytocine endogène que sécrète l'hypophyse postérieure en réaction à la stimulation des seins ou des mamelons. L'épreuve à l'ocytocine intraveineuse repose sur l'administration intraveineuse d'ocytocine (exogène).

11. a.

12. b.

13. L'échographie est essentielle pour effectuer l'amniocentèse.

14. Réponses possibles : préparer le matériel, nettoyer l'abdomen de la cliente, évaluer ses signes vitaux et la FCF avant et après l'amniocentèse, informer, rassurer et soutenir la cliente, remplir son dossier.

15. Infection (résultant de la contamination du contenu de l'utérus par des agents pathogènes) ; écoulement continu de liquide amniotique (parce que le siège de la ponction ne se referme pas) ; saignement (parce que le placenta ou le cordon a été percé) ; contractions déclenchées par l'irritation de l'utérus (se traite avec des bêta-sympathomimétiques).

16. Le rapport L/S permet de déterminer le rapport entre deux des composants du surfactant, la lécithine et la sphingomyéline. Le rapport normal de 2:1 indique que le fœtus a assez de surfactant pour respirer à l'extérieur de l'utérus.

    Le dosage du phosphatidylglycérol (PG) permet de déceler la présence ou l'absence d'un autre phospholipide clé du surfactant. Comme la présence de PG est un signe de maturité pulmonaire, elle indique que le risque de détresse respiratoire est faible. Le dosage du phosphatidylglycérol est également utile lorsque l'échantillon est contaminé par du sang : comme ni le sang ni les sécrétions vaginales ne contiennent de PG, sa présence est un indicateur fiable de maturité pulmonaire fœtale.

CHAPITRE 10

1. (a) La forme et les dimensions du bassin maternel déterminent si le fœtus à terme (de taille moyenne) pourra passer, et si l'accouchement pourra se faire par voie vaginale. Par exemple, si les diamètres transverses du détroit supérieur sont très petits, il se peut que, même s'il y a des contractions, la tête fœtale ne puisse pas entrer dans la filière pelvigénitale. Un toucher vaginal révélerait alors un col très difficile à atteindre (il serait probablement très haut dans le canal vaginal), et la tête fœtale, s'il était possible de l'atteindre, reculerait sous la pression du doigt de l'examinateur (parce qu'elle ne serait pas engagée). Dans cet exemple, l'examinateur devrait d'abord déterminer si le vrai travail est commencé, puis si la tête fœtale peut s'engager dans le détroit supérieur. Notons qu'il ne s'agit là que d'une des complications possibles.

   (b) L'influence des caractéristiques psychosociales continue à faire l'objet de recherches qualitatives, mais il ne fait aucun doute que ce que la femme enceinte apporte avec elle dans le travail et l'accouchement peut avoir un effet considérable sur le processus du travail. A-t-elle confiance en sa capacité de réussir son accouchement ? Se sent-elle capable de supporter la douleur ? Est-elle soutenue (par son conjoint, par l'infirmière) ?

2. Le détroit supérieur et le détroit moyen du bassin gynécoïde adulte ont une forme arrondie, de sorte que les diamètres pelviens sont plus susceptibles de permettre le passage du fœtus pendant le travail et l'accouchement. Malgré sa forme en cœur, le bassin anthropoïde offre tout de même des dimensions adéquates pour le passage du fœtus.

3. c.

4. (a) Os occipital (b) Suture lambdoïde (c) Fontanelle postérieure (lambda) (d) Suture sagittale (e) Os pariétal (f) Suture coronale (g) Fontanelle antérieure (bregma) (h) Suture métopique.

5. A. (a) Diamètre sous-occipito-bregmatique (b) 9,5 cm (c) Diamètre occipito-frontal (d) 11,75 cm (e) Diamètre occipito-mentonnier (f) 12,5 cm. B. (g) Diamètre bipariétal (h) 9,25 cm (i) Diamètre bitemporal (j) 8 cm.

6. La présentation fœtale est déterminée par l'orientation fœtale et par la partie du corps fœtal qui s'engage la première dans la filière pelvigénitale.

7. Présentation du sommet, présentation du bregma, présentation du front et présentation de la face.

8. (a) Siège complet : les genoux et les hanches du fœtus sont fléchis ; les cuisses reposent sur l'abdomen et les mollets sur la face postérieure des cuisses ; les fesses et les pieds du fœtus se présentent dans le bassin maternel. (b) Siège décomplété mode des fesses : les hanches du fœtus sont fléchies, ses jambes étendues ; les fesses fœtales se présentent dans le bassin maternel. (c) Siège décomplété mode des pieds : les hanches et les jambes du fœtus sont en extension ; les pieds du fœtus se présentent dans le bassin maternel (selon le cas, un seul pied ou les deux se présentent).

9. (a) céphalique (b) OIDA (c) occiput.

10. (a) céphalique (b) OIGP (c) occiput.

11. (a) céphalique (b) OIGA (c) occiput.

12. (a) du siège (b) SIDP (c) sacrum.

13. (a) céphalique (face) (b) MIDP (c) menton.

14. (a) du siège (b) SIGP (c) sacrum.

15. Il y a engagement de la présentation lorsque son plus grand diamètre atteint ou franchit le détroit supérieur.

16. Les questions doivent viser à cerner les changements que la mère peut percevoir une fois que l'engagement a eu lieu. En voici des exemples : (a) « Avez-vous constaté dernièrement un changement dans l'ajustement de vos vêtements ? » Justification : lorsque la tête fœtale s'engage dans le détroit supérieur, on peut constater un changement de la forme de l'abdomen – comme si le bébé était descendu et s'était éloigné du corps de la mère – ce qui modifie la façon dont les vêtements tombent. (b) « Avez-vous remarqué que vous uriniez plus souvent dernièrement ? » Justification : lorsque le fœtus descend dans le bassin, la pression sur la vessie peut augmenter. (c) « Avez-vous ressenti davantage de douleurs dans la région du bassin et des cuisses ? » Justification : quand le fœtus descend dans le bassin, les malaises peuvent augmenter ; on peut aussi ressentir une pression accrue résultant de la vasocongestion des régions situées sous le bassin (c'est-à-dire le périnée et les membres inférieurs). (d) « Avez-vous l'impression de

mieux respirer ? » Justification : la descente du fœtus dans le bassin soulage la pression qui s'exerçait sur le diaphragme.

Ces changements peuvent suggérer que l'engagement a eu lieu, mais ne permettent pas de poser un diagnostic.

17. La station est la relation entre la présentation et une ligne imaginaire qui relie les épines sciatiques du bassin maternel. Quand la présentation se situe au-dessus des épines, un nombre négatif (de −1 à −5) indique la distance en centimètres qui la sépare de la station zéro ; quand la présentation a dépassé les épines, ce nombre devient positif (+1 à +4).

18. Une disproportion fœtopelvienne, une position dystocique, une présentation dystocique, un asynclitisme, une grossesse multiple.

19. (a) Phase ascendante (b) Acmé (c) Phase descendante (d) Durée (e) Fréquence.

20. Réponses possibles : le désir d'Annie d'avoir un bébé ; l'ampleur de ses connaissances (en général et par rapport à l'accouchement) ; ses stratégies d'adaptation ; le soutien qu'elle reçoit ; son inquiétude quant à la grossesse, à l'accouchement et à son rôle de mère ; son image de soi et les changements de rôles ; les préoccupations financières ; la peur d'être incapable de supporter aussi bien qu'elle le voudrait le travail et l'accouchement ; l'association de la grossesse, du travail et/ou de l'accouchement à des mauvais traitements antérieurs.

21. Notre bagage culturel façonne notre vision du monde, nos idées, nos rôles, nos comportements, nos coutumes et notre façon de réagir aux difficultés ou à la douleur, nos sources de réconfort, ce que nous aimons boire et manger, etc.

22. c.

23. c.

24. d.

25. Le premier stade commence avec le début du vrai travail et se termine lorsque le col est complètement dilaté (10 cm). Le deuxième stade commence avec la dilatation complète du col et se termine avec la naissance de l'enfant. Le troisième stade commence avec la naissance et se termine avec la délivrance. Le quatrième stade commence après la délivrance et se termine de une à quatre heures plus tard.

26. Premier stade, phase de latence.

27. (a) 1,2 cm/h (b) 1,5 cm/h pour une multigeste.

28. Fréquence : toutes les 2 à 2,5 min ; durée : de 60 à 75 s, forte intensité.

29. L'hypoxie des cellules musculaires de l'utérus lorsque les contractions surviennent et se font de plus en plus longues, rapprochées et fortes ; l'étirement du col qui se dilate et s'efface ; la pression de la présentation sur le col ; l'étirement des tissus vaginaux et périnéaux ; l'épuisement.

30. Des facteurs psychosociaux et culturels comme l'âge, le degré de maturité, le niveau de scolarité ; les connaissances sur l'accouchement ; la présence d'une personne qui donne du soutien ; les stratégies d'adaptation ; la capacité de prendre des décisions et d'exprimer ses souhaits ; les attentes culturelles et la possibilité d'exprimer la douleur, la peur et l'anxiété.

CHAPITRE 11

1. (a) L'intensité. (b) La fréquence. (c) La durée des contractions. (d) La façon dont la cliente réagit aux contractions.

2. Le bout des doigts est plus sensible et la pression exercée plus légère.

3. (a) Toutes les 5 minutes. (b) 30 secondes. (c) Légère.

4. Contractions légères : comme un biceps légèrement contracté. Contractions modérées : comme un biceps très contracté. Contractions fortes : comme le dos de la main : la paroi utérine est impossible à déprimer avec les doigts.

5. Pour aider Luce, vous devez évaluer ses connaissances et sa compréhension des avantages et des risques de l'amniotomie, et lui fournir ensuite les informations qui lui manquent. Assurez-vous qu'elle comprend bien les risques et les avantages de ce procédé, et qu'elle a l'occasion d'en discuter avec sa sage-femme ou son médecin.

6. (a) Les membranes sont intactes puisque le test du papier à la nitrazine est négatif. (b) Cet écoulement provient très probablement de la vessie.

7. (a) 3 cm. Si vous n'avez pas répondu correctement à cette question, révisez l'annexe sur la dilatation du col dans votre manuel. (b) Céphalique. La tête offre une sensation nettement plus ferme que les fesses (présentation du siège). (c) occipito-iliaque gauche antérieure (OIGA). La forme triangulaire est la fontanelle postérieure ; si on la sent en haut et à droite du col, cela signifie que le fœtus est en OIGA. Consultez la figure 10-5 de votre manuel pour vous faire une meilleure idée de cette position. (d) De la rupture des capillaires du col.

8. Voir trouverez au chapitre 17 de votre manuel (p. 470 et 471) un exposé sur la technique de respiration Lamaze.

9. Vous pouvez soutenir René en l'informant et en lui permettant de poser des questions. Lui-même pourra aider Luce en lui donnant à boire, en l'aidant à trouver une position confortable et en lui offrant soutien et encouragements.

10. (a) FCF moyenne observée sur une période de 10 minutes de monitorage fœtal. (b) FCF soutenue de 160 bpm ou plus. (c) FCF de moins de 110 à 120 bpm pendant 10 minutes ou plus (d) La variabilité de référence correspond à des fluctuations de la FCF de référence ; elle doit être présente. (e, f, g) Une décélération est une diminution périodique de la FCF par rapport à la FCF de référence normale ; pour les définitions des décélérations précoces, tardives et variables, voir la réponse à la question 14.

11. Réponses possibles : prématurité, hypoxie fœtale légère ou chronique, infection fœtale, mouvements fœtaux fréquents et répétitifs, anxiété maternelle, médication maternelle, hyperthermie maternelle, arythmie fœtale.

12. Réponses possibles : hypoxie fœtale, hypoxémie soudaine, arythmie comme celle observée dans un bloc cardiaque congénital ; hypothermie ; médicaments comme les bêta-adrénergiques (anesthésiques utilisés pour l'anesthésie paracervicale).

13. Réponses possibles : médication maternelle, repos fœtal, stimulation du fœtus à des fins diagnostiques, grossesse de moins de 32 semaines, hypoxie et acidose fœtales, malformation fœtale.

14. (a) La décélération précoce survient lorsque la tête du fœtus est comprimée : l'irrigation sanguine du cerveau diminue, ce qui provoque une stimulation vagale centrale puis un ralentissement de la FCF. (b) La décélération tardive est due à une insuffisance utéroplacentaire résultant de la diminution de la quantité de sang et d'oxygène qui atteint le fœtus en passant par la chambre intervilleuse lors des contractions utérines. (c) Les décélérations variables se produisent lorsque le cordon ombilical est comprimé, ce qui réduit la circulation sanguine utéroplacentaire ; l'élévation de la résistance périphérique de la circulation fœtale qui s'ensuit provoque une hypertension chez le fœtus, hypertension qui stimule les barorécepteurs de l'arc aortique et des sinus carotidiens, ce qui ralentit la FCF.

15. Fréquence des contractions : de 1 minute à 1 minute 40 secondes. Durée des contractions : de 40 à 80 secondes. Type de tracé de FCF : décélérations tardives, variabilité moyenne. La fréquence des contractions N'EST PAS dans les limites de la normale. La fréquence des contractions ne doit pas dépasser 2 minutes, et leur durée, 75 secondes (ou, tout au plus, 90 secondes).

16. Comme les décélérations tardives sont causées par une insuffisance utéroplacentaire, toutes les interventions infirmières doivent viser à augmenter la perfusion placentaire. *Interventions possibles* : tourner la cliente sur le côté (gauche ou droit) ; évaluer la tension artérielle de la mère pour déceler les signes d'hypotension ; au besoin, augmenter le débit des liquides intraveineux (ou installer une perfusion IV de soluté physiologique) pour traiter l'hypotension ; administrer de l'oxygène par masque facial ; réévaluer immédiatement pour vérifier si ces interventions ont eu les résultats escomptés ; prévenir la sage-femme ou le médecin.

Comme les décélérations variables sont causées par la compression du cordon, les interventions infirmières visent à corriger cette compression en modifiant la position de la cliente.

17. (a) Rester près de la cliente, approcher votre visage et lui parler très calmement, d'une voix encourageante (lui dire, par exemple : « Je vais rester avec vous. Respirez avec moi ; regardez-moi, inspirez. Votre contraction s'achève, prenez une respiration de nettoyage et reposez-vous. »). Ne pas toucher la cliente (généralement, les femmes en phase de transition n'aiment pas qu'on les touche). Maintenir un environnement calme pour réduire les stimulations. Offrir soutien et encouragement à la parturiente et à son conjoint ; leur montrer que vous avez confiance en votre capacité de les aider. Ne pas laisser la cliente seule. Lui montrer que vous acceptez ses stratégies d'adaptation sans les juger pour autant qu'elles ne font de mal à personne (ne pas laisser la cliente mordre la personne qui l'accompagne, par exemple). Toutes ces interventions infirmières visent à améliorer le soutien, le bien-être, la confiance et la complicité, et à assurer un environnement chaleureux et réconfortant.

(b) La cliente est capable de se reposer entre les contractions ; elle se montre moins paniquée ; elle arrive à respirer avec les contractions ; elle semble un peu mieux ; elle est moins agitée ; son visage et son corps se détendent.

18. Voir le manuel, p. 477, et le tableau 17-5, p. 478.

19. Voir le manuel, p. 476.

20. L'encourager continuellement à se reposer entre les contractions ; la soutenir pendant les efforts expulsifs ; l'informer (ainsi que René) de la progression du travail ; veiller à son bien-être (compresse fraîche sur le front, glace concassée, intimité, assistance pour changer de position, support pour certaines parties du corps, etc.).

21. Voir le manuel, p. 562-563.

22. Durant la grossesse : faire de l'exercice, s'asseoir en tailleur, masser le périnée avec de l'huile. Durant le travail et l'accouchement : laisser la mère pousser lorsqu'elle en sent naturellement le besoin plutôt que de l'inciter à pousser avant (travailler avec son corps, plutôt que de le soumettre aux désirs des professionnels de la santé). Pendant les poussées, étirer légèrement le périnée en le massant doucement avec les doigts gantés et une solution réchauffée. Encourager la cliente à faire ce que son corps lui dicte et à pousser autant qu'elle en a envie ; l'encourager à pousser doucement une fois que la tête fœtale est sortie. (Voir l'appendice I du manuel.)

23. Pour éviter que la tête fœtale sorte rapidement et déchire les tissus vaginaux.

24. Pour débarrasser la bouche, le nez et la gorge du nouveau-né des sécrétions qui les encombrent.

25. (a) Encerclez les données dans la figure 11-2. (b) L'indice d'Apgar est de 8 : on enlève un point pour l'effort respiratoire et un autre point pour la coloration. (c) On évalue l'indice d'Apgar une minute puis cinq minutes après l'accouchement.

26. Assécher le nouveau-né avec des couvertures réchauffées ; placer le bébé sur la poitrine de sa mère, peau contre peau, ou encore sous la chaleur radiante.

27. Pour éviter la perte de chaleur par évaporation.

28. La chaleur radiante réchauffe la surface qu'elle atteint directement ; par conséquent, elle ne réchauffera la peau du bébé que s'il est nu.

29. Stimulation du nerf vague à l'arrière de la gorge et bradycardie subséquente.

30. L'utérus monte vers le haut de l'abdomen parce que le placenta se déplace vers le segment inférieur de l'utérus. À mesure que le placenta descend, le cordon ombilical s'allonge, du sang jaillit ou suinte soudainement, et l'utérus perd sa forme discoïde pour devenir globulaire.

31. (a) Dans le mécanisme de Schultze, le placenta se décolle du centre vers les bords ; lorsqu'il sort du vagin, on en voit d'abord la face fœtale, lisse et luisante. (b) Dans le mécanisme de Duncan, le placenta se décolle des bords vers l'intérieur et glisse sur lui-même pour se présenter de côté ; on en voit d'abord la face maternelle, à la surface bosselée.

32. (a) Le Syntocinon favorise des contractions utérines rythmiques et contribue à prévenir les saignements utérins durant le post-partum immédiat. (b) Évaluer la tension artérielle de la mère (voir le guide pharmacologique de l'ocytocine au chapitre 20 du manuel).

33. a.

34. c (b peut être aussi un bon choix).

35. a.

36. b.

37. a.

38. a.

39. Si l'utérus n'est pas fermement contracté, les muscles ramollissent et le sang s'accumule dans l'utérus. Il faut alors masser délicatement l'utérus jusqu'à ce qu'il retrouve sa fermeté.

40. Les signes vitaux sont stables ; le fond utérin est ferme, sur la ligne médiane et à la hauteur de l'ombilic (ou un ou deux doigts plus bas) ; le périnée ne présente ni œdème ni hématome importants ; l'épisiotomie ne présente ni œdème ni hématome importants, et les rebords de la plaie sont bien rapprochés ; les sensations supprimées par les anesthésiques administrés au cours de l'accouchement sont revenues. Dans certains établissements, on considère que le post-partum immédiat n'est pas terminé tant que la cliente n'a pas uriné.

41. (a) Premier stade : hypoxie des cellules musculaires utérines durant les contractions ; étirement du segment inférieur de l'utérus et du col utérin ; dilatation du col ; pression sur les structures adjacentes. (b) Deuxième stade : hypoxie des cellules musculaires utérines durant les contractions ; distension du vagin et du périnée, et pression sur les structures adjacentes. (c) Troisième stade : contractions utérines et dilatation du col lors de l'expulsion du placenta.

42. Voir le manuel, p. 419.

43. (a) La cliente accepte la médication ; ses signes vitaux sont stables. (b) La FCF se situe entre 120 et 160 bpm ; il n'y a pas de décélérations ; le fœtus bouge normalement et il est à terme ; il n'y a pas de traces de méconium dans le liquide amniotique. (c) Les contractions sont bien établies ; le col est dilaté d'au moins 5 à 6 cm chez les nullipares et de 3 à 4 cm chez les multipares ; la présentation fœtale est engagée et descend progressivement ; il n'y a aucune complication.

CHAPITRE 12

1. L'anxiété et la peur peuvent avoir diverses sources : peur que la grossesse se termine mal, de ne pas être à la hauteur, que la douleur soit intolérable, de ne pas sortir indemne de l'accouchement ; reviviscence d'événements du passé ; manque de connaissances et manque de soutien, etc. L'anxiété peut accroître la douleur des contractions utérines et l'ensemble des malaises de l'accouchement, rendre la cliente moins réceptive au soutien et aux encouragements, et ralentir le travail et l'accouchement.

2. Réponses possibles : visage apeuré ; multiples questions ; réticence à interagir avec le personnel et les proches ; tremblements ; incapacité de recourir à des stratégies d'adaptation efficaces.

3. Diagnostics possibles : *anxiété reliée au stress du travail et de l'accouchement*; *peur reliée à l'incertitude quant à l'issue de l'accouchement*; *douleur reliée à l'exacerbation de l'anxiété et du stress*; *connaissances insuffisantes sur le travail et l'accouchement, et sur les mesures de bien-être qui s'y rapportent.*

4. (a) L'hypertonie utérine commence généralement au début de la phase de latence. Les contractions sont plus fréquentes que prévu. Elles sont de courte durée, mais beaucoup plus douloureuses que normalement. Souvent, l'intensité de la douleur et le peu de progrès accomplis découragent la cliente, qui s'épuise et redoute ce qui l'attend. (b) L'hypotonie utérine commence à la fin de la phase active ou durant la phase de transition. Comme la fréquence, la durée et l'intensité des contractions diminuent, et que la descente fœtale ralentit ou cesse, l'hypotonie utérine est associée à l'arrêt du travail. Chez la parturiente, elle se traduit par la douleur, la déception, l'anxiété et le stress.

5. On parle d'*arrêt du travail* lorsque la dilatation et l'effacement du col s'effectuent très lentement ou ne progressent pas du tout, que le fœtus ne descend pas (par rapport à la station 0) et/ou que la fréquence, la durée et l'intensité des contractions n'augmentent pas.

6. Certains médecins recourent au *suivi actif du travail* pour réduire les risques de travail prolongé. Cette méthode consiste à prendre le travail en charge dès le début : on pratique une amniotomie, on fait des examens vaginaux à intervalles réguliers pour s'assurer que le col se dilate d'au moins 1 cm/h chez les nullipares et d'au moins 1,5 cm/h chez les multipares. Si ce n'est pas le cas, on stimule les contractions en administrant de l'ocytocine IV (Syntocinon).

7. On parle de *travail précipité* quand moins de 3 heures s'écoulent entre le début du travail et la fin de l'accouchement.

8. La grossesse prolongée est souvent associée à l'oligoamnios (insuffisance de liquide amniotique), lequel augmente le risque de compression du cordon ombilical. Lorsqu'il y a compression du cordon, on observe des décélérations variables de la FCF. Il peut aussi y avoir inhalation de méconium et retard de la croissance intra-utérine.

9. Durant chaque décélération variable, le fœtus stressé peut émettre du méconium dans le liquide amniotique, qui prend alors une légère teinte vert noirâtre. Plus le stress se prolonge, plus il y a de méconium, et plus le liquide amniotique devient épais et foncé. Le fœtus qui inhale du liquide amniotique contenant du méconium peut faire une pneumonie après sa naissance.

10. Réponses possibles : antécédents de travail précipité, grossesse prolongée, maladie maternelle préexistante (diabète, hypertension gravidique), rupture prématurée des membranes (RPM), chorioamniotite, mort fœtale, RCIU, léger décollement placentaire.

11. La réponse correcte est 6 mL/h. Les calculs à faire sont les suivants :

$$\begin{aligned} 1 \text{ mL Syntocinon} &= 10 \text{ unités} \\ 1 \text{ unité} &= 1\,000 \text{ mU (milliunités)} \\ 10 \text{ unités} &= 10\,000 \text{ mU} \\ 10\,000 \text{ mU} &= x \\ 1\,000 \text{ mL} &= 1 \text{ mL} \\ x &= 10 \text{ mU/mL de solution IV} \end{aligned}$$

Il y a 60 minutes dans une heure, et vous voulez un débit de 1 mU/h par heure ; 60 min × 1 mU/min = 60 mU/h. Pour obtenir les mL/h :

$$10 \text{ mU} = 60 \text{ mU}$$
$$1 \text{ mL} = x \text{ mL}$$
$$10x = 60$$
$$x = 6 \text{ mL/h}$$

Aviez-vous la bonne réponse ? Ce problème exige beaucoup de réflexion, mais, pour la sécurité de la cliente, il est essentiel que vous sachiez calculer le débit d'une perfusion de Syntocinon.

12. Immédiatement avant d'augmenter le débit de la perfusion IV de Syntocinon, vous devez évaluer la tension artérielle et le pouls maternels, les contractions utérines (fréquence, durée, intensité), la FCF (tracés anormaux, variabilité) et la réaction fœtale (activité excessive).

13. Contractions tétaniques, décélérations tardives ou variables de la FCF, élévation ou baisse importante de la tension artérielle, signes d'intoxication par l'eau si on utilise une solution sans électrolytes.

14. Les tracés de MFE fournissent les informations suivantes : (a) FCF de référence : 140 bpm pour le segment de 8 minutes. Il est préférable d'évaluer un segment de 10 minutes pour déterminer précisément la FCF de référence. (Si vous avez relevé ce point, bravo. Cela prouve non seulement que vous comprenez bien la définition de la FCF de référence, mais aussi que vous avez compté les espaces et constaté que le segment ne montrait que 8 minutes.) (b) Présence de variabilité passagère. (c) Variabilité modérée. (d) Absence d'accélérations. (e) Fréquence des contractions : 3 minutes. (f) Durée des contractions : de 60 à 75 secondes. (g) Non. On ne doit pas augmenter le débit de la perfusion puisqu'on a obtenu de « bonnes » contractions.

15. Les tracés indiquent de graves problèmes. (a) Arrêter la perfusion de Syntocinon et ouvrir la ligne de perfusion intraveineuse principale ; tourner la mère sur le côté gauche ; administrer de l'oxygène (de 6 à 10 L/min) ; prévenir le médecin ; commencer les préparatifs en vue d'un accouchement immédiat. (b) Les tracés montraient des décélérations tardives graves avec une variabilité minimale, ainsi que des contractions tétaniques toutes les 90 secondes, d'une durée de 80 à 90 secondes.

16. (a) On recourt à l'amniotomie pour permettre l'écoulement du liquide amniotique et pour que la présentation fœtale (généralement l'occiput) pousse plus fermement sur le col. On croit que cela accélère le travail. (b) D'abord, on doit évaluer la FCF parce que le cordon ombilical peut être entraîné dans le col par l'écoulement du liquide. Si une pression s'exerce ensuite sur le cordon, cela risque de compromettre l'apport de sang au fœtus. Ensuite, on doit évaluer la quantité, la couleur et l'odeur du liquide amniotique.

17. (a) L'indice de Bishop est de 4, soit 1 point pour chacun des éléments suivants : dilatation du col de 1 à 2 cm, station –2, consistance du col moyenne et position du col médiane. Un effacement à 30 % ne donne aucun point. (b) Le dinoprostone (Cervidil) est un gel de prostaglandine qu'on insère dans le vagin ; la prostaglandine ramollit et efface le col (voir dans le manuel le guide pharmacologique sur le dinoprostone, p. 554).
Le misoprostol (Cytotec) est un analogue synthétique de la prostaglandine (PGE_2), qu'on peut également utiliser pour ramollir le col et l'amener à maturité. Pour plus d'informations, voir le chapitre 20 du manuel.

18. d, e.

19. f, g.

20. a.

21. b, c.

22. Votre dessin doit montrer un cordon ombilical qui dépasse du col.

23. (a) Il ne s'agit pas d'une grossesse gémellaire (la version risquerait « d'emmêler » les fœtus) ; la présentation fœtale n'est pas engagée (une fois qu'elle l'est, il devient difficile, voire impossible, de pratiquer une version) ; les membranes amniotiques sont intactes et la quantité de liquide est adéquate (sinon, il serait difficile de bouger le fœtus et il y aurait un risque de compression du cordon) ; le tracé de la FCF est rassurant et l'ERF pratiqué immédiatement avant la version est réactif (ce qui indique que le fœtus se porte bien). (b) Voir le manuel, p. 552-553. (c) La version pourrait entraîner un saignement occulte, et la cliente pourrait alors être sensibilisée. (d) On doit enseigner à la patiente à surveiller l'apparition de contractions utérines (qui pourraient annoncer le début du travail), la présence d'un écoulement vaginal clair (liquide amniotique), l'augmentation ou la diminution des mouvements fœtaux (signes possibles de stress fœtal), la présence d'un saignement vaginal (qui pourrait être associé à un saignement placentaire) ; et, le cas échéant, on doit lui expliquer la raison pour laquelle on lui a administré du WinRho. Enfin, on doit s'assurer qu'elle a les coordonnées de la sage-femme ou du médecin à joindre si elle a des questions à poser.

24. Réponses possibles : présence de plus d'un sac gestationnel visible à l'échographie en début de grossesse ; fond utérin plus haut que prévu à ce stade de la grossesse ; fréquences cardiaques qui présentent un écart d'au moins 10 battements par minute à l'auscultation.

25. Réponses possibles : Durant la grossesse : malaises physiques tels que essoufflement, dyspnée d'effort, lombalgie, œdème des pieds, infections des voies urinaires, hypertension gravidique, travail prématuré et placenta prævia. Durant le travail et l'accouchement : présentations dystociques, dysfonction utérine, procidence du cordon ombilical et hémorragie pendant l'accouchement ou peu après.

26. Réponses possibles : RCIU chez les deux fœtus, fréquence accrue d'anomalies fœtales, risque accru de prématurité avec les problèmes qui y sont associés, présentations dystociques.

27. Vous devriez soupçonner une présentation du siège.

28. (a) La situation est très difficile. Anna a droit à une information directe et honnête. Vous pourriez lui dire quelque chose comme : « Je suis vraiment désolée, Anna. Je n'ai pas entendu les battements de son cœur. Votre médecin s'en vient. Voulez-vous que je l'attende avec vous ? »

En tant qu'élève infirmière, vous pouvez avoir peur de croire à tort que le fœtus est mort. En réalité, vous évaluerez la FCF en présence de votre instructeur ou d'une infirmière expérimentée. Si vous commencez tout juste à apprendre à évaluer la FCF et que vous n'arrivez pas à l'entendre ou que vous n'êtes pas certaine de ce que vous entendez, vous pouvez dire à l'infirmière: «Je n'ai pas autant d'expérience que vous dans l'évaluation de la FCF et je ne suis pas certaine de ce que j'entends. Voudriez-vous venir écouter, s'il vous plaît?» (b) Une échographie.

29. b, d, f.

30. c, e, f.

31. a, d.

32. Voir le manuel, p. 535-537.

33. (a) Dyspnée, cyanose, collapsus cardiovasculaire, état de choc, coma et mort. (b) Travail rapide et difficile. (c) Voir le manuel, p. 542.

34. 2 000.

35.

Problème	Méthode de détection
a) Atrésie œsophagienne qui diminue ou empêche la déglutition fœtale	Échographie
b) Troubles rénaux qui affectent la diurèse fœtale	Échographie
c) Diabète maternel qui affecte la diurèse fœtale	Épreuves diagnostiques chez la mère

36. Des décélérations variables dues à l'insuffisance de liquide amniotique: le cordon ombilical ne peut pas flotter sans être comprimé.

37. Le col devrait se dilater d'environ 1,2 cm/h chez une primigeste, et d'environ 1,5 cm/h chez une multigeste.

38. La descente fœtale devrait se faire progressivement, de –3 à 0, puis de +1 à +4 pour un accouchement vaginal.

39. Absence de dilatation cervicale; absence de descente fœtale; efforts expulsifs maternels durant plus de 2 heures pour une primigeste, ou plus de 3 heures pour une multigeste.

40. Cardiopathie maternelle, épuisement maternel, stress fœtal ou souffrance fœtale.

41. Expliquer brièvement le procédé à la cliente et à la personne qui l'accompagne. Encourager la cliente à utiliser une technique de respiration qui empêche les efforts expulsifs pendant l'application des forceps (la respiration haletante peut diminuer le besoin de pousser). Surveiller continuellement la FCF. Surveiller les contractions et prévenir le médecin ou la sage-femme au début et à la fin de chaque contraction (l'application des forceps ne se fait que pendant la contraction). Soutenir la cliente pendant l'intervention. Veiller à ce que le matériel de réanimation soit disponible et en bon état de fonctionnement avant l'accouchement. Après la naissance, évaluer l'indice d'Apgar du bébé et l'inspecter pour déceler la présence de contusions, d'œdème, d'abrasion et/ou de paralysie au niveau de la face; surveiller les signes de trauma à la tête et vérifier les mouvements des bras (pour déceler la paralysie).

42. L'œdème et les contusions s'estomperont lentement, sans toutefois laisser de traces.

43. (a) La ventouse obstétricale est munie d'une cupule en silicone souple reliée par des tubes à une pompe aspirante. On place la cupule sur l'occiput du fœtus, puis on actionne la pompe pour créer une pression négative (succion) à l'intérieur de la cupule. On applique ensuite une traction pendant les contractions utérines, de manière à faire descendre le fœtus et à faire sortir la tête fœtale.
(b) La traction exercée sur le cuir chevelu fœtal cause un œdème qui a la taille et la forme de la cupule; cette bosse sérosanguine disparaîtra dans les deux ou trois jours suivants. (c) On doit informer les parents des raisons qui justifient l'usage de la ventouse obstétricale, des résultats escomptés et des risques du procédé pour la mère et pour le fœtus/nouveau-né. On doit obtenir le consentement verbal de la mère.

44. (a) Rasage sus-pubien (d'environ 2 cm de largeur pour faciliter l'incision chirurgicale). (b) La sonde à demeure s'installe comme pour tout autre adulte, à deux choses près: il peut être un peu plus difficile de trouver le méat de l'urètre à cause de l'œdème vulvaire; l'insertion de la sonde peut exiger une pression plus forte parce que la tête fœtale appuie sur les tissus vulvaires. (c) Voir le manuel, p. 567-569.

45. Si votre enseignement a été efficace, la cliente comprendra l'importance de bouger souvent les jambes pendant la période postopératoire; elle fera des exercices de toux et de respiration diaphragmatique en soutenant son abdomen avec un oreiller; elle demandera des médicaments antidouleur au besoin, elle se montrera coopérative lors des changements de position qui s'imposeront toutes les 2 heures et acceptera de marcher pour favoriser le retour de la motilité intestinale.

46. Plutôt que chercher désespérément «la» bonne réponse, dites-vous qu'il y a plusieurs façons de répondre. Vous pourriez être tentée de rassurer la cliente en lui répétant qu'il ne s'agit pas d'un échec, mais ce ne serait pas une approche thérapeutique. En effet, mieux vaut vous concentrer sur les sentiments qu'elle veut exprimer. Vous pourriez lui répondre: «Quand l'accouchement ne se passe pas comme on se l'imaginait, on a parfois l'impression que quelque chose manque» ou «Lorsque les choses ne se passent pas comme prévu, il nous semble que quelque chose cloche», ou encore «Ce sentiment d'échec doit être difficile à supporter». Mettre ainsi l'accent sur les sentiments de la cliente lui indique que vous entendez ce qu'elle exprime et que vous êtes prête à en parler.

47. Répondre à ses questions, lui donner l'information nécessaire sur la césarienne et lui proposer diverses façons de participer quand même à l'accouchement. Pour de plus amples informations, voir le manuel, p. 568.

48. Réponses possibles: (a) Une incision utérine classique antérieure, l'impossibilité de pratiquer une césarienne en moins de 30 minutes, le refus de la cliente. (b) Durant le travail, on surveillera les signes vitaux (pour déceler précocement une hémorragie), ainsi que les contractions utérines et la FCF (pour s'assurer qu'elles sont normales).

CHAPITRE 13

1. Une position fléchie, pour diminuer la surface exposée et limiter ainsi la déperdition de chaleur.

2. L'ictère physiologique du nouveau-né apparaît généralement vers le 2e ou le 3e jour de vie et disparaît vers le 14e jour. On appelle ictère la coloration jaunâtre de la peau et des yeux. Ce phénomène résulte d'une augmentation de la bilirubine, un produit normal de la dégradation des globules rouges du sang : comme le foie est temporairement incapable de transformer et d'excréter la bilirubine, celle-ci s'accumule dans le sang et les tissus adipeux sous-cutanés. Il est important de noter le moment où apparaît l'ictère parce que cela permet de différencier l'ictère normal (ictère physiologique du nouveau-né) de l'ictère pathologique qui se manifeste à la naissance ou dans les 24 heures qui suivent.

3. Voir le manuel, p. 597.

4. a.

5. Pour déceler d'éventuels problèmes physiologiques et dresser un plan de soins individualisé pour les nouveau-nés et leur famille.

6. (a) 38 (b) 39.

7. Voir le manuel, p. 610.

8. (a) Température axillaire entre 36,5 °C et 37,2 °C (b) De 120 à 160 bpm (100 lorsqu'il dort, 180 lorsqu'il pleure) (c) De 30 à 60 respirations par minute (d) 80 à 60/45 à 40 mm Hg (e) 3 400 g (varie selon l'origine ethnique) (f) 50 cm (va de 45 à 55 cm) (g) De 32 à 37 cm (h) Environ 2 cm de moins que le périmètre crânien.

9. De 5 à 10.

10. Voir le manuel, p. 612, figure 22-15.

11. b.

12. Voir le manuel, p. 622.

13. Voir le manuel, p. 643-644.

14. À cause d'une mauvaise circulation périphérique, qui se traduit par une instabilité vasomotrice et une stase capillaire (acrocyanose).

15. Vous devriez vous informer des points suivants auprès de l'infirmière qui a assisté à l'accouchement : (a) facteurs de risque périnataux connus (b) problèmes survenus durant le travail et l'accouchement, comme les signes de souffrance fœtale ou les problèmes maternels qui peuvent menacer le fœtus (décollement placentaire, prééclampsie, procidence du cordon, etc.) (c) médication administrée à la mère durant le travail et l'accouchement ou au nouveau-né durant le post-partum immédiat (d) indices d'Apgar du bébé (e) manœuvres de réanimation pratiquées sur le nouveau-né (f) élimination du nouveau-né depuis la naissance (miction ou émission de méconium) (g) état général et degré d'activité du nouveau-né.

    Explication : Si vous recueillez ces informations, vous serez à même de déceler d'éventuels problèmes chez le nouveau-né. Elles vous fournissent une base de données à partir de laquelle vous pourrez continuer à faire des observations rigoureuses et significatives, et à poser vos diagnostics infirmiers durant la période de transition.

16. Réponses possibles : (a) Évaluer le nouveau-né pour déceler tout signe de souffrance néonatale (b) prendre les signes vitaux (y compris la tension artérielle dans certains établissements) (c) mesurer le poids, la taille et les périmètres crânien et thoracique du nouveau-né (d) lui administrer la médication prophylactique (e) estimer son âge gestationnel (f) faire les tests sanguins selon le protocole de l'établissement (ponction du talon pour une glycémie et une formule sanguine complète [FSC]) (g) dans de nombreux établissements, faire un examen physique complet du nouveau-né (h) dans certains établissements, procéder à une aspiration des mucosités gastriques (mais cette intervention est controversée parce qu'elle peut stimuler le nerf vague, ce qui entraîne parfois de la bradycardie et de l'apnée chez le nouveau-né dont l'état ne s'est pas encore stabilisé).

17. Pour prévenir le risque d'hémorragie entre le deuxième et le cinquième jour de vie, risque résultant de l'absence de la flore bactérienne intestinale qui permet la synthèse de la vitamine K_1.

18. Interventions

    Assécher Prakash ; évaluer sa fréquence cardiaque et sa fréquence respiratoire ; considérer son indice d'Apgar à 5 minutes de vie ; procéder à un examen physique sommaire pour déceler d'éventuelles anomalies congénitales.

    Interventions

    Placer Prakash sur sa mère (contact peau à peau) ; les recouvrir avec une couverture réchauffée pour aider le nouveau-né à maintenir sa température corporelle ; aider Prakash à téter le sein ; faire le nécessaire pour faciliter l'établissement des premiers liens d'attachement entre Prakash et sa mère.

19. (a) l'ophtalmie néonatale (b) *Neisseria gonorrhϾ*.

20. Diagnostic infirmier possible : *dégagement inefficace des voies respiratoires*. Vous devriez faire immédiatement une aspiration nasale et buccale à l'aide d'une poire, en tenant le nouveau-né tête en bas et cou en extension pour faciliter le drainage pendant que vous aspirez les mucosités. Si vous observez une production accrue de mucus durant la deuxième période de réactivité, tenez-vous prête à intervenir immédiatement si le bébé présente des signes alarmants.

21. (a) signes vitaux (b) poids (c) élimination intestinale (d) diurèse (e) apport calorique et liquidien (f) soins du cordon.

22. Urine jaune paille et inodore, parfois troublée par des filaments de mucus ; débit réduit et densité accrue jusqu'à ce que l'apport liquidien augmente.

23. Vérifier dans le dossier si René a eu une miction à la naissance. Évaluer son apport liquidien, vérifier s'il présente une distension de la vessie, de l'agitation et des signes de douleur ou d'inconfort. Prévenir l'infirmière responsable, le médecin ou la sage-femme.

24. Dans les 12 à 24 heures qui suivent la naissance, au plus dans les 48 premières heures de vie. Constituées de méconium, les premières selles sont collantes, goudronneuses, d'un noir verdâtre.

25. Diagnostic infirmier : *recherche de comportements favorisant la santé reliée au manque d'information sur l'allaitement au sein*. Manifestement, la cliente voudrait allaiter René au sein, mais elle ne sait pas comment s'y prendre et se pose beaucoup de questions. Bien qu'elle ne demande pas directement de l'assistance, il est évident que sa confidence à l'infirmière est un appel à l'aide.

26. Voir le manuel, p. 691-696.

27. Réponses possibles :

Problèmes à traiter en collaboration : Aucun.

Diagnostic infirmier : Allaitement maternel inefficace.

Caractéristiques : Incapacité de saisir le sein ; corps arqué et pleurs ; pleurs et agitation dans l'heure qui suit l'allaitement.

Objectifs/résultats escomptés	**Évaluation de la situation et interventions infirmières**	**Évaluation de l'atteinte des objectifs**
CRSI : Mise en route de l'allaitement maternel : nouveau-né. Mise en route de l'allaitement maternel : mère. Ou La cliente / le conjoint réussira à : • mettre l'enfant au sein ; • calmer l'enfant au sein ; • satisfaire l'enfant pour qu'il repose après la tétée.	Évaluation de la situation • Observer une séance d'allaitement. • Évaluer la capacité du nouveau-né à saisir le sein. • Évaluer l'attitude des parents devant le bébé qui pleure et leur capacité à consoler le bébé. Interventions Intervention infirmière prioritaire (CISI) Conseils relatifs à la conduite d'un allaitement • Enseigner aux parents à consoler le bébé qui pleure avant de le mettre au sein, à lui faire passer un rot et à lui parler. • Rappeler aux parents qu'ils doivent se faire confiance. • Ne pas attendre que le bébé ait trop faim avant de le mettre au sein. • Enseigner à la mère comment extraire elle-même un peu de lait de son sein avant de le présenter au bébé. • Évaluer la compréhension qu'a la mère des indices révélant que son bébé a faim. • Surveiller la capacité de la mère à aider le bébé à saisir le mamelon.	• Le nouveau-né saisit le mamelon et tète le sein efficacement. • Le nouveau-né avale visiblement le lait. • La mère connaît et applique diverses techniques pour aider le nouveau-né à saisir le mamelon. • Le bébé est calme après l'allaitement.

28. Informer la mère que la plupart des nouveau-nés perdent du poids durant les premiers jours de vie. Afin de mieux évaluer l'état général du bébé, lui poser des questions sur l'élimination, la coloration et l'état d'éveil d'Amanda. Si cette dernière semble progresser normalement, conseillez à la mère de lui offrir un biberon contenant entre 60 et 90 mL de lait toutes les 3 à 4 heures. Graduellement, Amanda devrait augmenter sa consommation de lait à chaque boire et reprendre son poids de naissance d'ici une semaine environ. Par la suite, elle devrait gagner environ 30 g par jour jusqu'à l'âge de 6 mois. Enfin, rappeler à la mère qu'elle ne doit pas donner plus de 240 mL de lait par boire, soit un total de 1 000 à 1 200 mL par jour. Cependant, si Amanda est difficile à réveiller, si elle a moins de 4 à 5 mictions par jour et si elle a le teint ictérique, demander à la mère de faire examiner son bébé par un médecin.

29. Voir le manuel, p. 697-699.

30. Réponses possibles : positionnement et manipulation ; bain (soins de la peau, du cuir chevelu et des ongles) ; soins des yeux et des oreilles ; aspirations nasale et buccale (à l'aide d'une poire) ; soins du cordon ; soins des organes génitaux (vulve ; pénis circoncis ou non) ; alimentation selon un horaire ou à la demande ; rot ; extraction du lait maternel et suppléments alimentaires pour le nouveau-né nourri au sein ; préparations lactées ; introduction des aliments solides (lesquels, à quel moment, pourquoi) ; suppléments vitaminiques ; habitudes d'élimination (urine et selles) ; cycles de sommeil et d'activité, mesures de sécurité ; habillement ; façons qu'a le nouveau-né de s'autocalmer ; changements comportementaux du nouveau-né une fois à la maison ; surveillance des signes de maladie ; utilisation du thermomètre ; dépistage des maladies métaboliques.

31. a.

32. Voir le manuel, p. 674.

33. Voir le manuel, p. 665, tableau 23-1.

CHAPITRE 14

1. Réponses possibles : exposition à des risques environnementaux (produits chimiques, substances toxiques, etc.) ; problème préexistant chez la mère (cardiopathie, diabète, hypertension, néphropathie, etc.) ; facteurs maternels comme l'âge ou la parité ; problèmes médicaux maternels survenant durant la grossesse (prééclampsie-éclampsie, traumas, etc.) ; complications de la grossesse (décollement placentaire, par exemple).

2. d.

3. L'âge gestationnel de bébé Jules est de 36 à 37 semaines, ce qui signifie qu'il est né prématurément ; son poids de 1 500 g le situe en deçà du 10e percentile. Son âge gestationnel et son poids de naissance le situent dans le groupe des prématurés hypotrophiques.

4. Réponses possibles : primiparité ou grande multiparité, petite stature, hypertension gravidique ; abus d'alcool ou d'autres drogues ; manque de soins prénataux ; tabagisme, âge inférieur à 16 ans ou supérieur à 40 ans.

5. Asphyxie périnatale, syndrome d'inhalation, hypothermie, hypoglycémie, hypocalcémie, polycythémie.

6. Les nouveau-nés de mères diabétiques sont hypertrophiques, macrosomiques et parfois pléthoriques ; leur placenta et leur cordon ombilical sont gros.

7. Mesure de la glycémie capillaire avec un glucomètre après le premier boire et avant chaque boire par la suite, soit à intervalles d'environ 3 ou 4 heures jusqu'à la fin de la période de risque (qui dure environ 24 à 48 heures).

8. Les principaux signes et symptômes de l'hypoglycémie sont les tremblements, la léthargie ou l'agitation, la paleur, les vomissements, une température instable, l'apnée ou la respiration irrégulière.

9. Détection précoce et surveillance continue de signes d'hypoglycémie et de polycythémie ; apport énergétique adéquat (lait maternel, préparation lactée) et administration intraveineuse de glucose selon l'ordonnance.

10. Peau plissée, desquamée et parcheminée, sans vernix ni lanugo ; ongles longs, cheveux abondants, corps long et mince, air éveillé résultant peut-être d'une hypoxie intra-utérine chronique ; ongles, peau et cordon souvent tachés de méconium (taches jaunes ou vertes).

11. Réponses possibles : hypoglycémie, inhalation de méconium, polycythémie, anomalies congénitales, convulsions, hypothermie.

12. Réponses possibles : maladie maternelle (cardiopathie, maladie rénale, diabète, hypertension gravidique, béance du col, infections maternelles, abus d'alcool ou d'autres drogues, grossesse multiple, infections fœtales, hydramnios ; milieu socioéconomique défavorisé, manque de soins prénataux, antécédents d'accouchement prématuré.

13. b. (Voir le manuel, p. 602-606.)

14. (a) signes de détresse respiratoire (b) évaluation de la température cutanée à l'aide d'une sonde thermique pour déceler une hypothermie ou un stress hypothermique (c) détermination de l'âge gestationnel pour déceler d'autres problèmes possibles. Vous pouvez avoir nommé d'autres points à évaluer, mais ceux qui précèdent sont les plus importants.

15. a.

16. d.

17. Voir le manuel, p. 732-735.

18. b.

19. d.

20. c.

21. Voir le manuel, p. 735 et 742.

CHAPITRE 15

1. b.

2. (a) Oui : le syndrome d'inhalation de méconium. (b) Aspiration des sécrétions de l'oropharynx, puis du nasopharynx à l'aide d'un aspirateur mural à faible pression. (c) Si le méconium est épais, le médecin ou la sage-femme regardera la glotte et aspirera le méconium dans la trachée.

3. Si vous avez répondu non, vous avez raison. Comme Céleste pleure vigoureusement et ne présente aucun signe de détresse respiratoire, et que le liquide amniotique teinté de méconium est clair, il vaut mieux ne pas entreprendre d'autres mesures de réanimation. Une réanimation énergique avec intubation dans un tel cas est controversée, car elle risque de faire plus de mal que de bien au bébé. Votre objectif infirmier le plus pressant est d'assécher le bébé et de poursuivre l'évaluation de la fonction respiratoire.

4. d.

5. Voir le manuel, p. 762-763, tableau 26-1.

6. La prématurité ; un indice d'Apgar faible, un choc hypoxique et une température corporelle sous la normale (stress hypothermique).

7. Pour éviter l'assèchement des muqueuses et diminuer l'action ciliaire des voies respiratoires.

8. Responsabilités de l'infirmière : veiller à ce que la tête du nouveau-né soit sous la tente à oxygène ; assurer le dégagement des voies respiratoires ; veiller à ce que la tubulure soit bien raccordée et vider régulièrement l'eau qui s'y accumule ; s'assurer que la concentration de l'oxygène est adéquate et que les dispositifs qui assurent l'apport d'oxygène sont calibrés périodiquement.

9. Voir le manuel, p. 773, figure 26-8.

10. (a) Causes possibles : asphyxie fœtale-néonatale, hypothermie, hypoglycémie, prématurité, médication maternelle (sulfamides ou salicylates), hémorragie intracrânienne, maladie hémolytique (incompatibilité Rh et ABO). (b) L'ictère apparaît dans les 24 heures suivant la naissance. (c) Bilirubine totale : > 220 μmol/L chez le nouveau-né à terme et > 260 μmol/L chez le prématuré.

11. Analyse

    Vous savez que le moment où apparaît l'ictère permet de savoir s'il est physiologique ou pathologique. Le fait qu'Alice ait moins de 24 heures vous laisse supposer qu'il s'agit d'un ictère pathologique. L'ictère lié à l'allaitement maternel n'apparaissant généralement pas avant le troisième jour de vie, une infection est possible, et vous approfondissez votre enquête.

    Interventions

    Vous consultez les dossiers d'Alice et de sa mère pour repérer des facteurs de risque. Vous constatez ainsi que la mère d'Alice n'a reçu aucun soin prénatal, et qu'on a demandé une détermination de son groupe sanguin lors de son admission. L'accouchement s'est déroulé normalement, sans trauma, asphyxie ou retard de clampage du cordon. Alice a été classée dans le groupe des nouveau-nés à terme eutrophiques. Vous poursuivez votre examen clinique pour déterminer l'ampleur de l'ictère et déceler toute autre manifestation significative (niveau d'activité, contusions, etc.).

    Interventions

    Groupe ABO et Rh, test direct et indirect à l'antiglobuline (test de Coombs) ; taux de bilirubine sérique (directe, indirecte, totale), taux d'hémoglobine, numération des réticulocytes, numération leucocytaire et frottis sanguin pour obtenir la morphologie des globules rouges.

    Interventions

    Protéger les yeux de l'enfant au moyen de lunettes opaques ; interrompre la photothérapie et retirer les lunettes à toutes les tétées pour déceler d'éventuels signes de conjonctivite et permettre le contact visuel nécessaire à la stimulation sociale et à la formation de liens d'attachement ; noter la coloration de la peau toutes les 8 heures ; nettoyer minutieusement la peau des fesses lors des changements de couche ; noter les lésions et les éruptions ; évaluer l'efficacité de la photothérapie toutes les 12 heures ou toutes les 24 heures par la mesure du taux de bilirubine ; évaluer l'état neurologique du bébé chaque fois qu'on lui prodigue des soins afin de déceler les signes d'anomalie (hypotonie, léthargie, faible succion).

12. d.

13. b.

14. a.

15. b.

16. Réponses possibles : prématurité, passage dans la filière pelvigénitale, rupture prématurée des membranes maternelles, immaturité du système immunitaire du nouveau-né et procédés effractifs.

17. a.

18. Voir le manuel, p. 786-791.

19. a.

CHAPITRE 16

1. Voir le manuel, chapitre 27.

2. Ils cajolent leur bébé, le prennent dans leurs bras, lui parlent, le caressent, lui sourient, le placent devant eux et cherchent à établir un contact visuel, émettent des sons rassurants, se renseignent à son sujet, etc.

3. Réponses possibles : en donnant aux parents des occasions fréquentes de prendre leur bébé et d'entrer en interaction avec lui ; en vaquant à vos activités infirmières autant que possible pendant qu'ils le tiennent ; en tamisant l'éclairage pour que le bébé puisse ouvrir les yeux ; en encourageant les parents dans ce qu'ils font.

4. b.

5. d.

6. b.

7. a.

8. (a) Très souvent, la mère est secouée de frissons immédiatement après l'accouchement ; ces frissons sont dus à une réaction nerveuse ou à des changements vasomoteurs rapides. (b) La diaphorèse puerpérale peut survenir le jour même de l'accouchement ou le lendemain. Le corps évacue les déchets et le liquide excédentaire par les pores de la peau grâce à une augmentation de la transpiration. La nouvelle mère peut se réveiller la nuit complètement trempée. (c) Les tranchées utérines sont des contractions utérines intermittentes qui persistent après la naissance.

9. À la fin de la grossesse, à l'enfant nouvellement arrivé, à son nouveau rôle, aux malaises du post-partum, à sa nouvelle image corporelle, etc.

10. Le *cafard du post-partum* est une dépression passagère qui se produit souvent dans les jours qui suivent l'accouchement, et qui peut se manifester de diverses façons : crises de larmes, anorexie, insomnie et sentiment d'abandon.

11. Réponses possibles : signes vitaux, fond utérin et abdomen, lochies ; périnée (y compris l'anus) ; seins et mamelons ; élimination intestinale et diurèse ; jambes et pieds ; état nutritionnel ; niveau d'activité. Si vous avez énuméré la plupart de ces éléments, félicitations. Si vous en avez oublié plus de trois, vous devriez relire le chapitre 27 de votre manuel. On peut ajouter à cette liste les habitudes de sommeil ainsi que le niveau de douleur.

12. Réponses possibles : la consistance (mollesse ou fermeté), le remplissage et l'engorgement. Si la cliente allaite, notez si les mamelons présentent des zones douloureuses, crevassées ou fermes. Le moment est bien choisi pour demander à la mère si elle pratique l'auto-examen des seins et, sinon, pour lui enseigner comment procéder si elle le souhaite.

13. (a) Pour évaluer l'involution. (b) Une vessie pleine pourrait pousser le fond utérin vers le haut et du côté droit de l'abdomen de la cliente, ce qui fausserait l'évaluation et rendrait la palpation plus désagréable pour la cliente. (c) Placer délicatement une main sur le fond utérin ; à l'aide de la tranche de la main, cherchez une forme ronde et ferme. (d) Dans la plupart des établissements, on compte le nombre de doigts au-dessus et au-dessous de l'ombilic.

14. Sur la ligne médiane, mais plus près de l'ombilic.

15. Lochies rouges, moyennement abondantes. La présence de quelques rares petits caillots est normale.

16. Les lochies qui s'accumulent dans le vagin lorsqu'elle est couchée sur le dos s'écoulent quand elle se lève. Tant que l'utérus demeure ferme et sur la ligne médiane, et qu'il n'y a pas d'hémorragie, tout va bien.

17. Distension vésicale, quantité d'urine éliminée, difficulté ou douleur à la miction.

18. A-t-elle déféqué depuis l'accouchement et quelles sont normalement ses habitudes d'élimination intestinale ?

19. Principalement pour déceler la présence de contusions, d'œdème, de sensibilité, de rougeur, de claquage musculaire ou de thrombophlébite du post-partum.

20. Par la dorsiflexion du pied.

21. Analyse

Vous soupçonnez une distension de la vessie. Vous savez que, comme les ligaments utérins sont encore étirés, une vessie distendue peut aisément déplacer l'utérus vers le haut et la droite ; elle peut également empêcher l'utérus de rester fermement contracté.

Interventions

Vous aidez Kay à se rendre aux toilettes pour essayer d'uriner. Vous placez un récipient sous le siège pour recueillir l'urine et pouvoir la mesurer. Après lui avoir montré où est le bouton d'appel, vous la laissez seule.

Analyse

Vous savez que la distension de la vessie est un problème fréquent en post-partum et que la pression et le trauma de l'accouchement peuvent réduire le tonus et la sensibilité de la vessie. Cependant, si Kay n'arrive pas à uriner, il faudra lui faire un cathétérisme, ce que vous voulez éviter à cause du risque d'infection associé à cette intervention.

Interventions

Pour aider Kay à uriner, vous prenez les mesures suivantes : verser une certaine quantité d'eau tiède sur son périnée pendant que son poignet repose dans l'eau tiède ; lui décrire une scène d'eau qui coule ; l'encourager à masser sa vessie de l'autre main.

Analyse

Vous constatez avec plaisir que Kay a réussi à uriner. Vous décidez de réévaluer son utérus pour vous assurer de sa fermeté.

Analyse

Le fait que Kay ait réussi à éliminer à deux reprises d'importantes quantités d'urine indique que son tonus vésical est satisfaisant.

Interventions

Vous dites à Kay que tout va bien. Vous lui expliquez qu'un vidage incomplet de la vessie peut rendre l'utérus flasque et aussi favoriser une infection des voies urinaires. Vous lui demandez de surveiller ses deux ou trois prochaines mictions et de prévenir l'infirmière si elle a l'impression que sa vessie n'est pas complètement vidée ou si elle se met à éliminer de petites quantités d'urine.

Bon travail! Vous avez effectué des évaluations pertinentes, et vos interventions ont été efficaces. De plus, vous avez traité Kay en adulte intelligente et autonome en lui expliquant la situation et en lui laissant la responsabilité de ses soins.

22. Réponses possibles : (a) *Épisiotomie* : appliquer un sac de glace sur le périnée, faire des bains de siège, s'asseoir sur une surface dure ; asperger le périnée d'eau tiède après chaque miction. (b) *Hémorroïdes* : assurer un bon apport liquidien et administrer des laxatifs émollients ; faire des bains de siège ; appliquer un agent local (onguent anesthésique, suppositoire rectal ou compresse d'hamamélis) directement sur la région anale, etc. (c) *Tranchées utérines* : s'allonger en décubitus ventral, avec un petit oreiller sur le bas-ventre ; proposer un bain de siège (pour la chaleur) ; changer de position ; marcher ; administrer un analgésique léger.

23. (a) Stabilité des signes vitaux et des saignements depuis l'accouchement ; retour de la sensibilité aux membres inférieurs si elle a eu une anesthésie épidurale ; une fois assise sur le bord du lit, la cliente ne doit avoir aucun étourdissement. (b) Nettoyer la vulve et le périnée après chaque miction et chaque selle, en les aspergeant d'eau tiède avec un « flacon pour périnée » ou quelque chose de similaire ; essuyer le périnée avec une débarbouillette propre ou du papier hygiénique, en procédant par petits tapotements, et toujours de l'avant vers l'arrière pour éviter les infections utérines et des voies urinaires. (c) Après le premier lever, il est préférable qu'elle limite ses activités. Aussi, lui proposer de faire une toilette partielle au lavabo et de retourner au lit jusqu'à ce qu'elle sente le besoin de se lever à nouveau. Au deuxième lever, elle pourra prendre sa douche si elle sent qu'elle peut le faire en toute sécurité. Cependant, il faut s'assurer qu'elle sait où se trouve le bouton pour appeler en cas d'urgence et l'informer qu'il est préférable de ne pas utiliser de l'eau trop chaude, car cela peut augmenter les risques d'évanouissements.

24. Vous vous assoyez et l'écoutez. Elle exprime de la tristesse, de la frustration et de la peur. Utilisez des techniques de communication thérapeutiques ; évitez de minimiser ce qu'elle ressent ou de lui servir des lieux communs faussement rassurants. Elle a besoin de sentir qu'on l'écoute et qu'on la comprend, et de savoir que beaucoup de nouvelles mères éprouvent les mêmes sentiments qu'elle.

25. Amener Tom lui rendre visite à l'hôpital ; lui accorder une attention particulière, prévoir des activités pour lui, le cajoler et lui présenter le bébé ; lui donner l'occasion de prendre le bébé dans ses bras et de veiller sur lui ; l'initier à son rôle de grand frère.

26. (a) Voir le manuel, p. 838 (b) Voir le manuel, p. 841 (c) Voir le manuel, p. 841-844 (d) Voir le manuel, p. 844 (e) Voir le manuel, p. 850 (f) Voir le manuel, p. 844 (g) Voir le manuel, p. 665-673 (h) Voir le manuel, p. 676 (i) Voir le manuel, p. 673 et 861 (j) Mère : 6 semaines après l'accouchement. Bébé : entre le 7e et le 10e jour de vie (k) Voir le manuel, p. 830.

CHAPITRE 17

1. L'évaluation, l'enseignement et le counseling.

2. Comme les os du crâne du nouveau-né sont mous, si ce dernier est toujours couché dans la même position, ils risquent de s'aplatir de façon permanente.

3. Les pédiatres recommandent cette position pour réduire le risque de mort subite du nourrisson.

	1re visite	6e semaine
4.		X
5.	X	
6.	X	
7.	X	
8.		X
9.	X	
10.		X

11. Réponses possibles : La nouvelle mère ne montre aucun comportement d'attachement envers son enfant (par exemple, le cajoler, le bercer, le calmer, chercher à établir un contact visuel, l'appeler par son nom, etc.) ; elle l'affuble de surnoms ridicules ; elle néglige de se procurer les articles nécessaires à ses soins ; le bébé ne prend pas suffisamment de poids, il est sale et négligé ; il souffre d'un érythème fessier grave, etc.

CHAPITRE 18

1. La surdistension de l'utérus causée par sa grossesse multiple et le travail précipité.

2. Voir le manuel, p. 885, *Points à retenir.*

3. a.

4. La détection et la prise en charge précoces de l'atonie/relâchement de l'utérus et de la perte de sang sont prioritaires. Vous devez aussi vous assurer que Johanne vide sa vessie adéquatement et l'informer qu'il est important que son utérus reste ferme en tout temps.

5. Évaluer la hauteur et la fermeté du fond utérin ; en présence d'atonie utérine, masser l'utérus ; faire un cathétérisme si Johanne ne réussit pas à uriner ; garder une veine ouverte et faire prescrire du Syntocinon ; aviser le médecin si les saignements persistent. Si la mère allaite, l'encourager à allaiter au moins un des bébés.

6. d.

7. Plaie en voie de guérison (diminution de l'écoulement, de l'œdème et de la rougeur cutanée), température normale, tolérance accrue à la marche ; bonne compréhension du traitement, des autosoins, des mesures préventives et prise en charge des soins au nouveau-né.

D'autres critères d'évaluation peuvent s'appliquer, mais votre réponse doit inclure certains des aspects qui précèdent.

8. Prendre les antibiotiques prescrits jusqu'à la fin du traitement; se reposer; éviter les tampons hygiéniques, les douches vaginales et le coït jusqu'à nouvel ordre; prendre rendez-vous pour une visite de suivi; augmenter l'apport liquidien et adopter un régime alimentaire riche en protéines et en vitamine C.

9. Si vous avez répondu oui, vous avez raison. L'anesthésie régionale et l'accouchement de jumeaux (surdistension utérine) sont des facteurs de risque. De plus, le fait que l'utérus soit au-dessus de l'ombilic et déplacé vers la droite dénote la présence d'une vessie distendue, laquelle empêche l'utérus de se contracter adéquatement, ce qui explique le saignement vaginal accru.

Le traitement initial visera à aider la cliente à vider sa vessie (en versant de l'eau tiède sur son périnée, par exemple). Au besoin, on lui administrera un antidouleur avant qu'elle tente d'uriner. L'application de glace sur le périnée immédiatement après l'accouchement aide à réduire l'œdème qui pourrait nuire à la miction. Si ces mesures ne suffisent pas pour permettre à la cliente d'uriner, on pourra faire un cathétérisme.

10. Diminution de la sensibilité vésicale entraînant une incapacité à vider la vessie et une distension vésicale; augmentation normale de la diurèse durant le post-partum; trauma de la vessie durant l'accouchement.

11. Réponses possibles: administration d'antibiotiques et d'antispasmodiques; surveillance des ingesta et des excreta; enseignement des mesures de prévention (augmenter l'apport liquidien, uriner après le coït, porter des culottes de coton) et des soins d'hygiène périnéale appropriés.

12. Trauma des tissus mammaires; gerçures ou crevasses aux mamelons, manipulation ou stagnation du lait.

13. Réponses possibles: hyperthermie; frissons; malaises; tachycardie; céphalée; symptômes pseudo-grippaux; zones chaudes, rouges et douloureuses.

14. Administration d'analgésiques et d'antibiotiques, repos au lit, accroissement de l'apport liquidien; port d'un soutien-gorge offrant un maintien ferme; vidage régulier des seins (tétées fréquentes ou tire-lait).

15. Réponses possibles: l'activation de certains facteurs de coagulation; la thrombocytose puerpérale (adhésivité accrue des plaquettes); la libération de thromboplastine par les tissus de la caduque utérine, du placenta et des membranes fœtales; et l'augmentation du nombre d'inhibiteurs de la fibrinolyse.

16. Recommander à la cliente d'éviter l'immobilisation prolongée avec les pieds dans les étriers, de ne jamais utiliser un mécanisme d'élévation des genoux dans le lit et de ne pas croiser les jambes. L'encourager à se lever le plus tôt possible après l'accouchement, à faire des exercices pour les jambes après la césarienne, à marcher, à porter des bas de soutien et à augmenter son apport liquidien.

17. b.

18. c.

19. Le sulfate de protamine.

20. Voir le manuel, p. 894, *Points à retenir – Enseignement à la femme souffrant de la maladie thromboembolique.*

21. Voir le manuel, p. 895.